Liselott Diem

Die Fuß-Fibel

Fußgesundheit und Fußgymnastik

perimed Fachbuch-Verlagsgesellschaft mbH
D-8520 Erlangen

Anschrift der Autorin:

Prof. L. Diem, Hum.D.
Blumenallee 24
5000 Köln 40 – Junkersdorf

Renate Scholtzmethner danke ich
für die kritische Durchsicht
und Hiltrud Gerhardus für die Mitarbeit.

CIP-Kurztitelaufnahme der Deutschen Bibliothek

Diem, Liselott:
Die Fuß-Fibel: Fußgesundheit und Fußgymnastik
Liselott Diem. –
2. Auflage
– Erlangen:
perimed Fachbuch-Verlagsgesellschaft, 1984.
1. Auflage im Limpert-Verlag, Bad Homburg
ISBN 3-88429-217-X

Titel der Originalausgabe:
Die Fuß-Fibel (1. Auflage 1979)
Liselott Diem

ISBN 37853 1245 8

ISBN: 3-88429-217-X

Druck: Tümmel, Nürnberg

Inhalt

Zur Vorgeschichte

Der Fuß kann als Symbol der Lebenstüchtigkeit gelten. Das zeigt sich im übertragenen Sinn in vielen Sprichwörtern: „auf großem Fuß leben", „gut zu Fuß sein", „so weit die Füße tragen". Unsere Standfestigkeit und jede unserer Bewegungsleistungen beruhen mehr oder weniger auf der Funktionsfähigkeit unserer Füße. Jede Einschränkung dieser Fähigkeit behindert uns. Darum beschäftigen wir uns immer wieder mit dem Problem: wie erhalten wir unsere Fußkraft?

Meine eigenen Studien trug ich zum ersten Mal mit vielen Fotos von Kinderfüßen aus meiner Praxis Prof. Dr. Franz SCHEDE, Direktor der Orthopädischen Universitätsklinik in Leipzig, vor. Sein Buch „Hygiene des Fußes" (1941) hatte mich in meiner Arbeit beeinflußt. SCHEDE übernahm einige der Fotos für seine Lehrtätigkeit und bestärkte mich in der Herausgabe von „Spielend helfen, Fußgymnastik des Kindes" (1951).

Mein zweiter Mentor war Prof. Dr. Wilhelm THOMSEN, Facharzt für Orthopädie, der mich in Köln besuchte, um die von ihm entwickelte Berkemann-Sandale vorzuführen. Wir schlugen eine Variation vor: „Modell Sporthochschule" mit einem Zwischengurt zwischen Großzeh und zweitem Zeh, ähnlich den griechischen Sandalen zur besseren Abspreiztätigkeit der Großzehe und Vermeidung des Großzehen-Schiefstandes (hallux valgus). THOMSENs Bücher: „Kampf der Fußschwäche" (1941) und „Pflege Deine Füße"[1] (1951) waren bekannt. Sie wurden ergänzt durch die Beschreibung der Fußleistungen des Kanadiers WATSON mit dem Titel „Schreibende Füße", „der heroische Lebenslauf des total armgelähmten kanadischen Rechtsanwalts Mr. Watson, seine wunderbaren Füße in ihrer Bedeutung für die orthopädische Wissenschaft und die Rehabilitation schwer Handgeschädigter"[2]. Dieses Buch widmete THOMSEN mir und dokumentierte darin, wie WATSON, dessen Arme gelähmt waren, mit den Zehen geschickt schreiben, eine Zigarette anzünden, sein Essen einnehmen konnte, und wie sich durch diese Tätigkeit seine Fußfunktionen voll entwickelt hatten: die Spreizfähigkeit der Zehen, Beweglichkeit der Füße im Drehen, Zugreifen, Tasten. THOMSEN drehte auch einen sehr eindrucksvollen Film mit WATSON.

Als dritten Experten nenne ich für meine Arbeit Prof. Dr. Erne MAIER, der Kinderarzt, der sich in zahlreichen

Schriften dem Problem der Kinderschuhe widmete. Er stellte neue „Maßtabellen her für die Leistenindustrie zur Serienherstellung von Kinderschuhleisten" und entwickelte ein Mehrweitenmaßsystem (WMS) und verschiedene Studien zur Anatomie des Kinderfußes. Seine Schrift „Der Fuß" (1977) sollte als Standardwerk in jedem Biologieunterricht verarbeitet werden[3].

Neben den Medizinern müssen noch zwei Pädagogen genannt werden, die sich mehr als jeder andere dem Thema Fußleistung zuwandten: Margarete STREICHER und Carl DIEM. In dem österreichischen Gesamtwerk zur Reformpädagogik: „Natürliches Turnen" finden sich in Band V zwei wichtige Beiträge von STREICHER: „Der gesunde Fuß" (1951) und „Cultural lag" im Bereich der Leibeserziehung. Eine Betrachtung über einen vestimentären Schaden (1955). Sowohl Margarete STREICHER wie auch Carl DIEM praktizierten, was sie lehrten: sie trugen nur fußgerechtes Schuhwerk. Sie gingen, wann immer es ihnen paßte, in bequemen Sandalen und scherten sich nicht um Modetorheiten oder gesellschaftlichen Zwang. Wenn möglich, ließen sie sich die Schuhe auf ihre Füße „zuschneiden". Carl DIEM wurde nicht müde, in seiner Methodikvorlesung die Schönheit und Funktionalität des menschlichen Fußes den Sportstudenten zu erläutern, und setzte als Motto über mein erstes Fußbuch: „Der Fuß, das Gebilde, das der Herrgott erschuf, um die Erdenschwere aufzuheben."

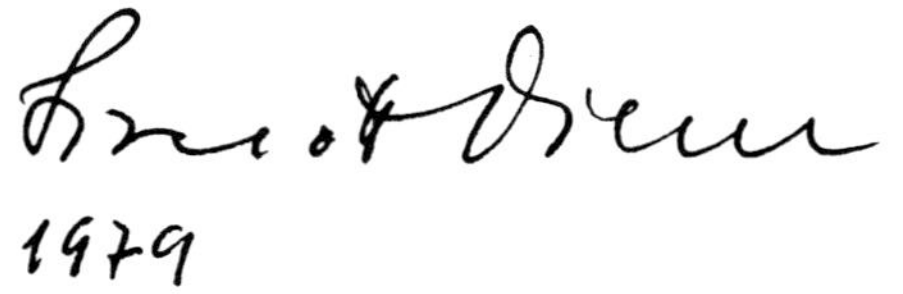

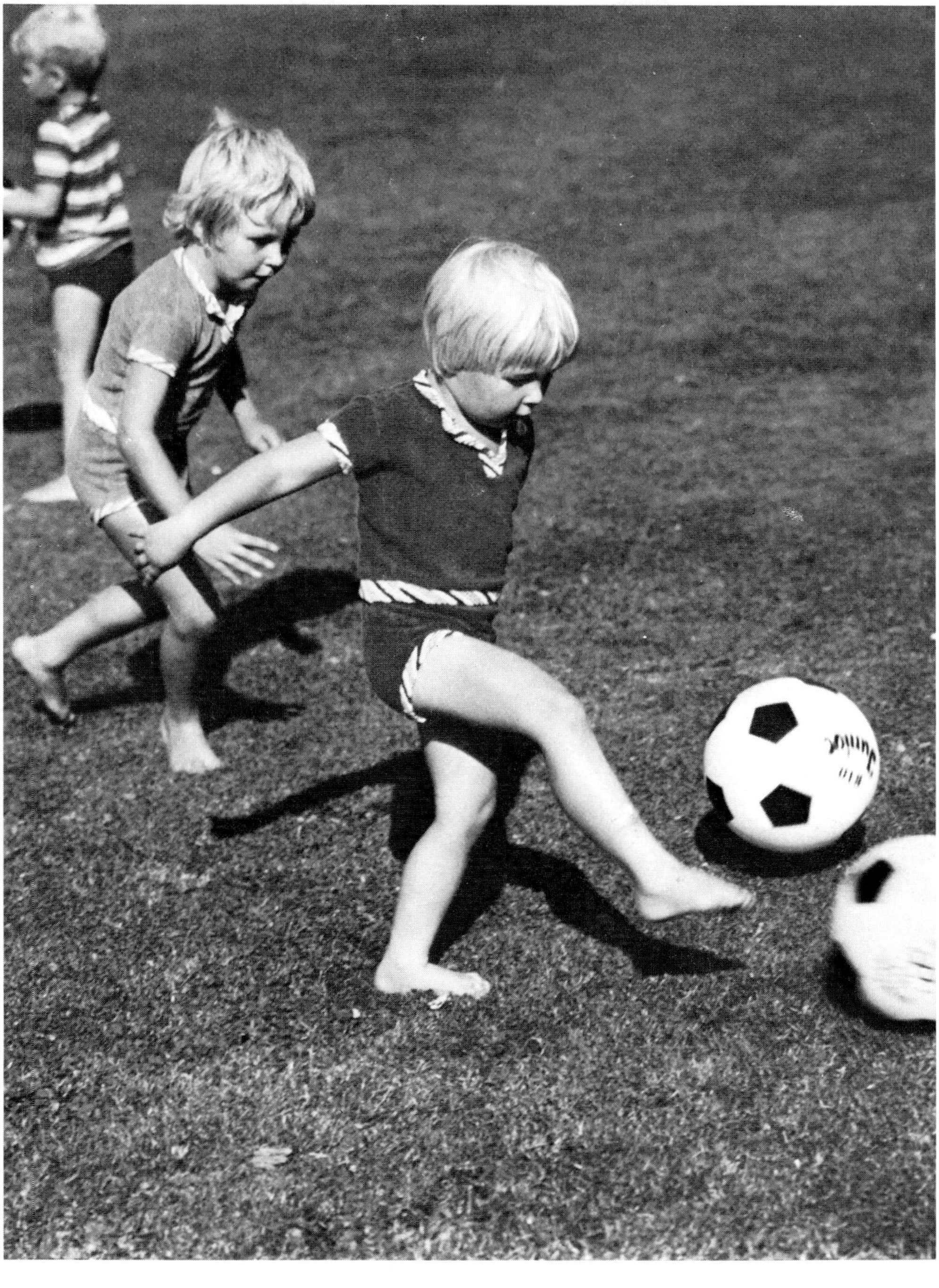

Einführung

Die „Fußfibel" ist ein Lesebuch für *eine Gesundheitserziehung im Alltag* für Eltern, Lehrer, Jugendliche, für jedermann, der seine Füße gesund und leistungsfähig erhalten will. *Auf das Alltagsverhalten kommt es an,* auf das funktionsgerechte Stehen, Gehen, Laufen, Federn und Springen.

Selbstkontrolle ist notwendig: Betrachtung der Fußform und Beurteilung der Fußleistung. Dafür werden Informationen benötigt, um die naturgegebenen Formen und Leistungen werten zu können. Selbst Kenner der Fußmaterie wenden oft ihre Kenntnisse nicht an, sonst müßten die Mediziner, die Biologen, die Orthopäden, die Sportpädagogen die leistungsfähigsten Füße besitzen. Zum Fußverständnis gehört also noch die Motivation, das Interesse und das folgerichtige Verhalten, um die Alltagsgewohnheiten zu kontrollieren und zu verbessern.

„98% aller Kinder kommen mit gesunden Füßen zur Welt", wenn der Kinderarzt Erne MAIER[4] diese Feststellung trifft, ist es um so erschreckender, von Schuluntersuchungen oder Einstellungsuntersuchungen beim Militär zu hören, bei denen 40–50% und mehr Fußschwächlinge getestet wurden. *Die Fußschwäche ist Folge von Nachlässigkeit, falscher Schuhbekleidung und Fehlverhalten,* denn nur rund 2% Kinder werden mit Fußfehlern geboren.

Von Natur aus ist der Fuß für seine Aufgabe als Stütz- und Bewegungsorgan hervorragend ausgestattet und wird nur durch mangelnde Pflege und Unvernunft in seiner Leistung beeinträchtigt. Eltern freuen sich an dem lebendigen Zehenspiel des Neugeborenen (Abb. 1), aber was tun sie, um diese bewegliche Spreiz- und Greiffähigkeit der Zehen zu erhalten und weiter zu fördern? Filme von Neugeborenen zeigen, wie geschmeidig sie, wenn sie unter den Armen gehalten werden, mit den Zehen den Boden fassen und den Fuß greifbeweglich aufsetzen wie eine Hand. Auch bei Schwimmbewegungen im Wasser benutzen zwei Monate alte Kinder ihre Füße fast wie Flossen und drücken sich damit in voller Streckung ab[5].

Wer Gelegenheit hat, Kinderfüße zu vergleichen, wird bald diejenigen herauskennen, die durch Barfußlaufen entwickelt sind: sie sehen kultivierter aus. Sie haben „Ausdruck", sie sind kräftig, manchmal breit gefächert, aber federnd und gut in sich gestützt. Sie wirken dadurch nie plump. Auch die

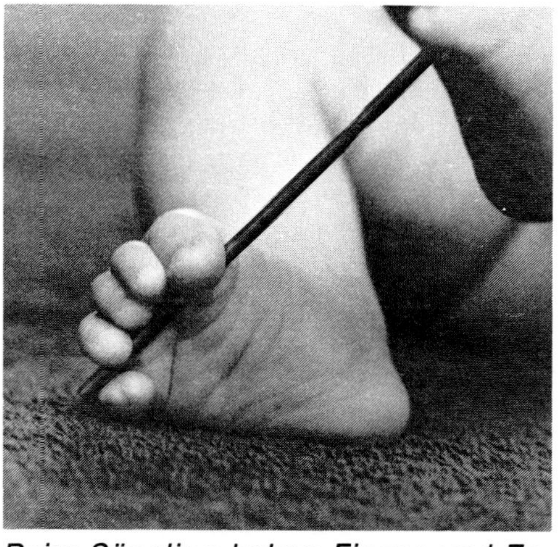

Beim Säugling haben Finger und Zehen die gleiche Greiffähigkeit

(Abb. 1)

(Abb. 2)

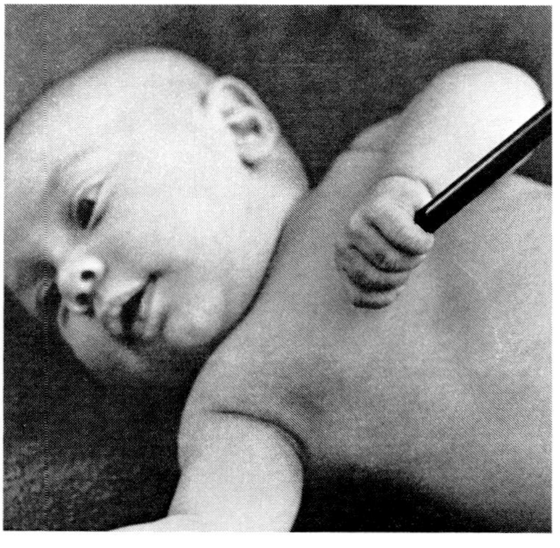

Zehen sind lebendig, beim Stehen spielen sie beweglich am Boden: dieser Spannungswechsel im Zehenspiel ist das Geheimnis ihrer elastischen Kraft. Wem einmal der Unterschied im Ausdruck eines durch körperliche Übung plastisch gebildeten Rumpfes neben dem weichlich-schwammigen Gebilde eines Ungeübten ins Auge fiel, wird dasselbe beim Fuß beobachten können. Ein durch Barfußlaufen geübter Fuß ist nicht nur leistungsfähiger, sondern seine Haut ist auch trainiert: sie ist poröser, besser durchblutet und bedeutet damit eine wichtige Unterstützung des Gesamtkreislaufs.
Was ein Kind selbstverständlich erwirbt, wenn es Gelegenheit dazu hat, muß ein Erwachsener oft erst wieder mühsam erarbeiten. Der Ungeübte ist nicht ohne weiteres imstande, ohne Schmerzen und Störungen barfuß zu laufen. Das barfuß laufende Kind dagegen spürt weder Kiesböden noch Stoppelfelder – die Spannkraft seiner gut gebildeten Muskulatur sichert ihm ja ein elastisches Polsterkissen und eine widerstandsfähige, gesunde Haut.

Kinder, die sich aufrichten, stellen sich oft barfuß in den Zehenstand wie Balletttänzer. Was tun die Erzieher, um diese natürliche Stützfähigkeit zu

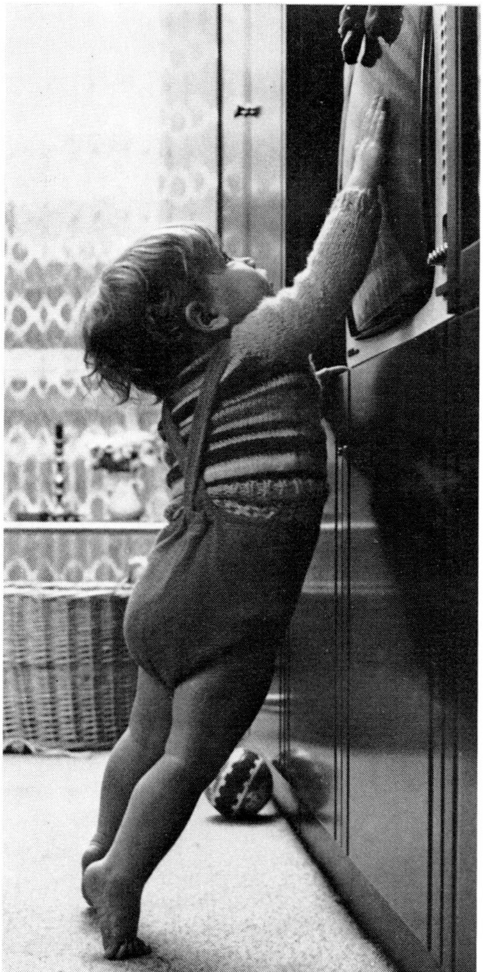

Einjährige strecken sich barfuß bis auf die Zehenspitzen *(Abb. 3)*

üben? (Abb. 3) Warum zeigen schon Kinder im Kindergarten oder in der Grundschule Fußschwächen: mangelnde Greiffähigkeit der Zehen, eingeschränkte Beweglichkeit, vor allem im Abspreizen der Großzehe, Schwielen unter den Füßen oder Hühneraugen auf den Zehen? Beengende Strumpf- und Schuhbekleidung wirken schon im 1. Lebensjahr wie ein Korsett und behindern die notwendige Entwicklung von Kraft und Geschmeidigkeit des Fußes. Anstatt drahtig und spannkräftig, wirken viele Kinderfüße plump und schwammig.

Leistungsgeschwächte Füße verursachen Fehlhaltungen insgesamt; sie stören den Haltungsaufbau. Bein- und Rückenschmerzen können folgen. Kinder mit Fußschwächen sind oft schlaff in ihrer Haltung oder verkrampft. Sie zeigen mangelnde Koordination, Unsicherheit und Ungeschicklichkeit.

Ein leistungsfähiger Fuß bedeutet Grundlage für den Haltungsaufbau und die Bewegungsleistungen des Menschen. Damit verbinden sich Sicherheit, Reaktionsfähigkeit, Ausdauer. Ein Mensch, der sich sicher auf seinen Füßen fühlt, kann sich durch situationsrichtiges Reagieren besser „auf den Füßen halten" und dadurch Unfälle vermeiden. Leistungsfähige

Füße sind ausdauernder, widerstandsfähiger gegenüber Ermüdung und Belastungen verschiedener Art, z. B. Heben, Tragen. Das gilt vor allem für das Alter. Die Bewegungsfähigkeit im Alter, das notwendige Treppensteigen, Gehen, Laufen, hängt wesentlich von der Leistungskraft der Füße und Beine ab. Und die Bewegungsleistung bestimmt die Konzentrations- und geistige Arbeitsfähigkeit. P. D. WHITE von der Harvard-Universität, USA, prägte den anschaulichen Satz: „Um zu wissen, wie schlapp Dein Gehirn arbeitet, befühle Deine Beine!“[6] Darin liegt das Geheimnis: je elastischer der Spannungszustand unserer Fuß- und Beinmuskel-Gefäße das Transportsystem für den Kreislauf unterstützt, desto besser wird auch das Gehirn mit Sauerstoff versorgt.

Fußschwäche bedeutet also auch immer eine allgemeine Leistungsschwäche. Aber der Mensch ist, solange er lebt, in der Lage, seine Organe und Muskeln systematisch in ihrer Leistung zu verbessern, sich zu rehabilitieren, seine Leistungsfähigkeit wiederherzustellen. Wir kennen Beispiele, wie ein Mensch nur mit Hilfe eines funktionsfähigen Fußes Schriftsteller wurde, beschrieben in dem aufrüttelnden Buch von Christian BROWN „Mein linker Fuß“[7]. Der vollkommen gelähmte Junge hatte, als er 5 Jahre alt war, das entscheidende Erlebnis, seinen linken Fuß zu bewegen. Er sah in der Hand seiner Schwester gelbe Kreide, von der er so entzückt war, als sähe er ein Stück Gold:

„Plötzlich verlangte ich verzweifelt danach, das zu tun, was meine Schwester tat. Dann – ohne zu denken oder genau zu wissen, was ich tat – streckte ich meinen linken Fuß aus und nahm das Stück Kreide aus der Hand meiner Schwester – mit meinem linken Fuß. Ich weiß nicht, warum ich meinen linken Fuß dazu benutzte. Es bleibt für viele Menschen ebenso wie für mich ein Rätsel, denn wenn ich auch schon in frühem Alter ein merkwürdiges Interesse für meine Zehen gezeigt hatte, so hatte ich doch bisher niemals den Versuch gemacht, einen meiner Füße auf irgendeine Weise zu gebrauchen. Sie hätten genauso nutzlos für mich sein können wie meine Hände. An jenem Tag jedoch streckte sich mein linker Fuß offensichtlich aus eigener Willenskraft aus und entriß die Kreide sehr unhöflich der Hand meiner Schwester.

Ich hielt sie fest zwischen meinen Zehen, und einem Impuls folgend, vollführte ich mit ihr ein wüstes Gekritzel auf der Schiefertafel. Im nächsten Moment hielt ich bestürzt, überrascht

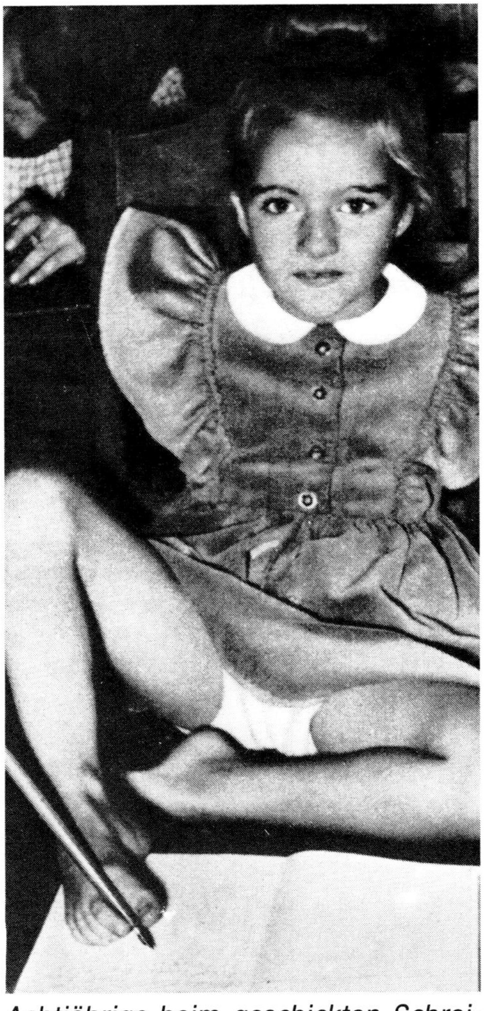

Achtjährige beim geschickten Schreiben mit den Zehen (Abb. 4)

inne, ich blickte hinab auf das Stück gelber Kreide, das zwischen meinen Zehen steckte, und wußte kaum, wie es überhaupt dorthin gelangt war. Dann blickte ich auf und wurde gewahr, daß alle zu sprechen aufgehört hatten und mich schweigend anstarrten."

Seine Mutter brachte ihm dann mit großer Geduld das Schreiben bei mit Hilfe seines linken Fußes.

„. . . Im Laufe der Zeit begann ich mich in jeder Beziehung mehr und mehr auf meinen linken Fuß zu verlassen. Er war mein einziger Vermittler, um mich der Familie verständlich zu machen. Er wurde mir ganz langsam unentbehrlich. Ich lernte, wie ich mit seiner Hilfe einige der Schranken, die hindernd zwischen mir und den anderen daheim standen, niederreißen konnte. Er war der einzige Schlüssel zur Tür des Gefängnisses, in dem ich mich befand . . ."

Christy BROWN wurde ein bekannter Schriftsteller. Unterdes lehrten uns die Contergan-Kinder, daß die Füße die Hände ersetzen können (Abb. 4, 5, 6). Der Mensch kann seine Füße und vor allem die Zehen so üben, daß sie die meisten Tätigkeiten der Hände und Finger übernehmen können, nicht nur schreiben, sondern auch rasieren, frisieren, Kaffee einschenken, frühstük-

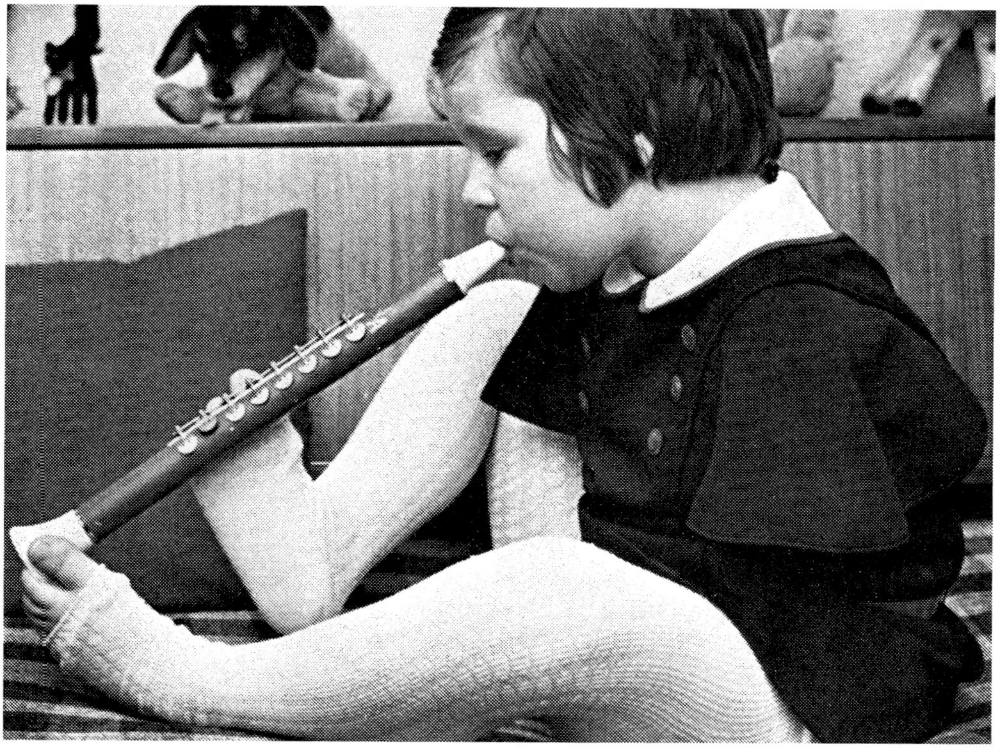

(Abb. 5)
„Ein flötespielendes 8jähriges, durch Contergan geschädigtes Kind“

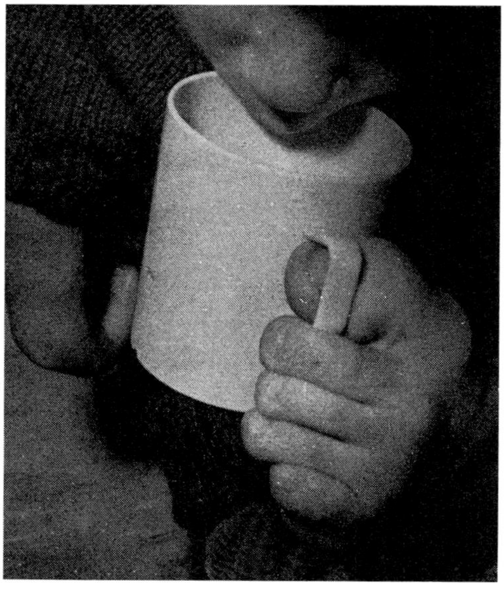

„Ein an den Armen verstümmeltes Contergan-Kind, behandelt in der Orthop. Heil- und Lehranstalt Annastift, Hannover-Kleefeld (Foto von Frau Dr. med. Gressmann). Es zeigt den verstümmelten Arm und wie das Kind den Milchbecher mit dem linken Fuß zum Munde führt.“ (Abb. 6)

ken, werken und handarbeiten, Schreibmaschine schreiben oder Maschinen bedienen. Der Orthopäde THOMSEN hat wissenschaftlich diese veränderten Fußfunktionen, die auch die Beweglichkeit des Hüftgelenks umfassen, untersucht. Mit Hilfe des durch doppelseitige Paralyse der Arme von Geburt an behinderten William R. WATSON hat er Fotos (Abb. 7, 8) und einen Film darüber angefertigt und in dem Buch „Schreibende Füße" die Füße von Mr. Watson in „ihrer Bedeutung für die orthopädische Wissenschaft und die Rehabilitation schwer Handgeschädigter"[8] beschrieben.

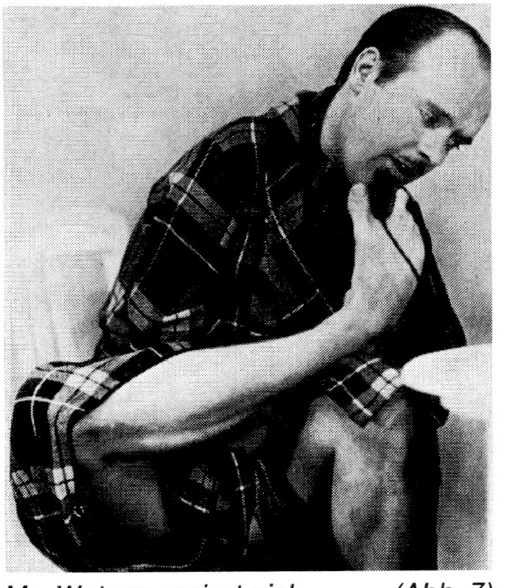

Mr. Watson rasiert sich (Abb. 7)

Wir kennen aber auch Fußleistungen älterer Menschen, die bis ins hohe Alter Marathonstrecken laufen und sich wie der drahtige, intelligente 88jährige Arthur LAMBERT durch täglichen 10-km-Lauf insgesamt fit erhalten.

Es fehlt an Informationen, um immer wieder öffentlich die Ursachen von Fehlverhalten und Leistungsschwächen zu erklären. Denn *es kommt auf die Eigeninitiative, auf jeden einzelnen und seinen Sachverstand an.* Nur durch richtige Be- und Entlastung kann der Fuß seine zahlreichen Muskeln, Bänder, Gelenke voll ausnutzen und entstandene Schwächen ausgleichen.

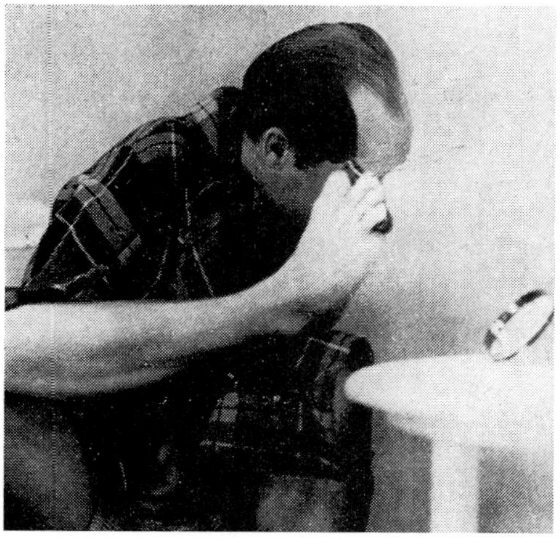

Mr. Watson bürstet sich die Haare (Abb. 8)

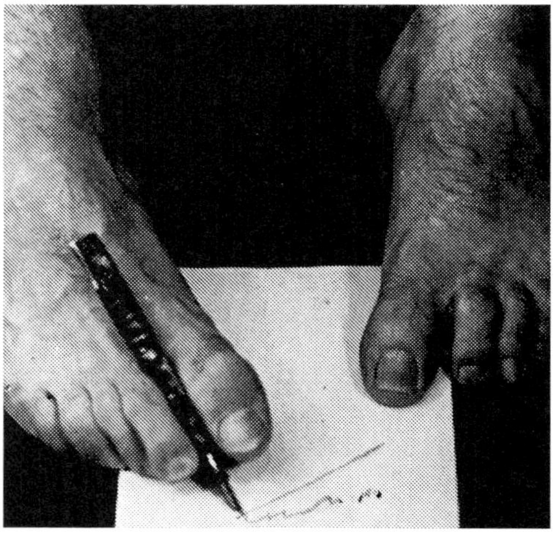

Mr. Watson schreibt seinen Namenszug

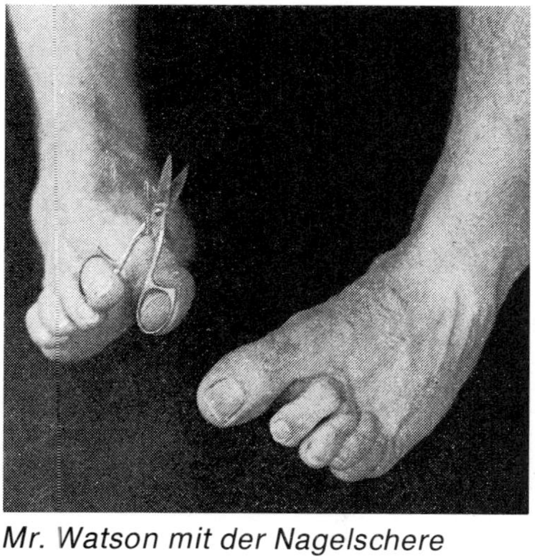

Mr. Watson mit der Nagelschere

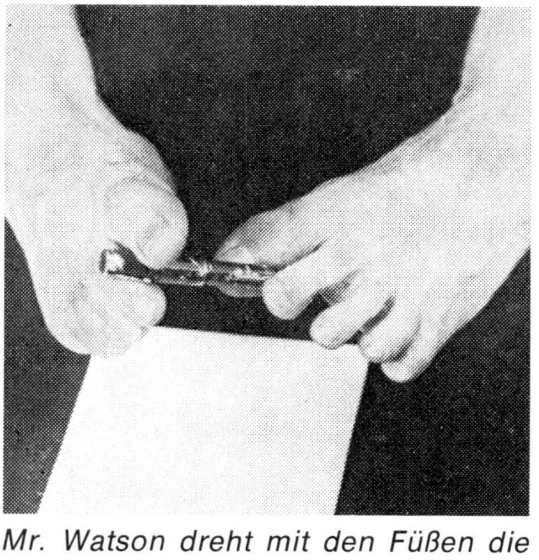

Mr. Watson dreht mit den Füßen die Hülse des Füllhalters ab

Form und Funktionsfähigkeit des Fußes

Wenn ein Körperteil aus vielen kleinen durch Muskeln und Bänder miteinander verbundenen Knochen besteht, ist er von Natur aus auf Beweglichkeit hin angelegt. Das gilt für die Wirbelsäule des Menschen ebenso wie für seine Hände und Füße. Aus 27 Knochen formt sich die Hand, aus 26 Knochen formt sich der Fuß (Abb. 9). Dabei ist die Leistung des Fußes noch komplizierter: er muß standfest genug sein, um den Menschen mit seinem Gewicht zu tragen; er muß beweglich und tragfähig sein für Fortbewegungen in alle Richtungen.

Der Fuß muß stützen, halten, aber auch tasten, greifen, federn, ebenso kräftig wie geschmeidig und elastisch sein. Die Hände werden täglich in sehr differenzierter Art und Weise beansprucht, die Füße dagegen sind in ihrer Entwicklung und Reaktion oft behindert durch enge Umhüllungen. Der Fuß wird zur Lahmheit gezwungen und in ein mehr oder minder starres Korsett, die Fußbekleidung, hineingezwungen. Daraus müßte er so oft wie möglich befreit werden, denn die Beweglichkeit der Knochen gegeneinander durch elastische Muskeln und Bänder muß immer wieder herausgefordert werden, um die Füße reaktionsbereit und anpassungsfähig zu erhalten.

„Das Skelett des Fußes besteht aus 26 Knochen und 2 Sesambeinen. Die Sesambeine bestehen nicht aus Knochen, sondern aus sehr festem Bindegewebe. 7 Fußwurzelknochen sind charakteristisch angelegt. Dem Bodendruck ist nur das Fersenbein ausgesetzt. Auf dem Fersenbein thront das Sprungbein, das Verbindungsstück zum Unterschenkel. Die Knöchelgabel aus Schienbein und Wadenbein umfaßt das Sprungbein. Vor Fersenbein und Sprungbein liegen die 5 kleinen Fußwurzelknochen, bestehend aus Kahnbein und Würfelbein, und davor die 3 Keilbeine, die dem I., II. und III. Strahl zugeordnet sind. Der I., II. und III. Strahl haben damit je 1 Gelenk mehr als der IV. und V. Strahl. Dem entspricht die größere Gelenkigkeit des Fußinnenrandes gegenüber dem Fußaußenrand. Nach vorn folgen 5 Mittelfußknochen, die funktionell zum Vorfuß gehören. Ihre Köpfe sind in den Zehengrundgelenken mit den Grundgliedern der 4 Zehen verbunden. Die Großzehe ist zweigliedrig, besteht also nur aus Grundglied und Endglied. Die 4 kleineren Zehen haben dazu ein Zwischenglied. Bei der Kleinzehe kann es ausnahmsweise fehlen. Die Abbildung verdeutlicht die 5strahlige Anordnung des Fußskelettes."

(Abb. 9) ▶

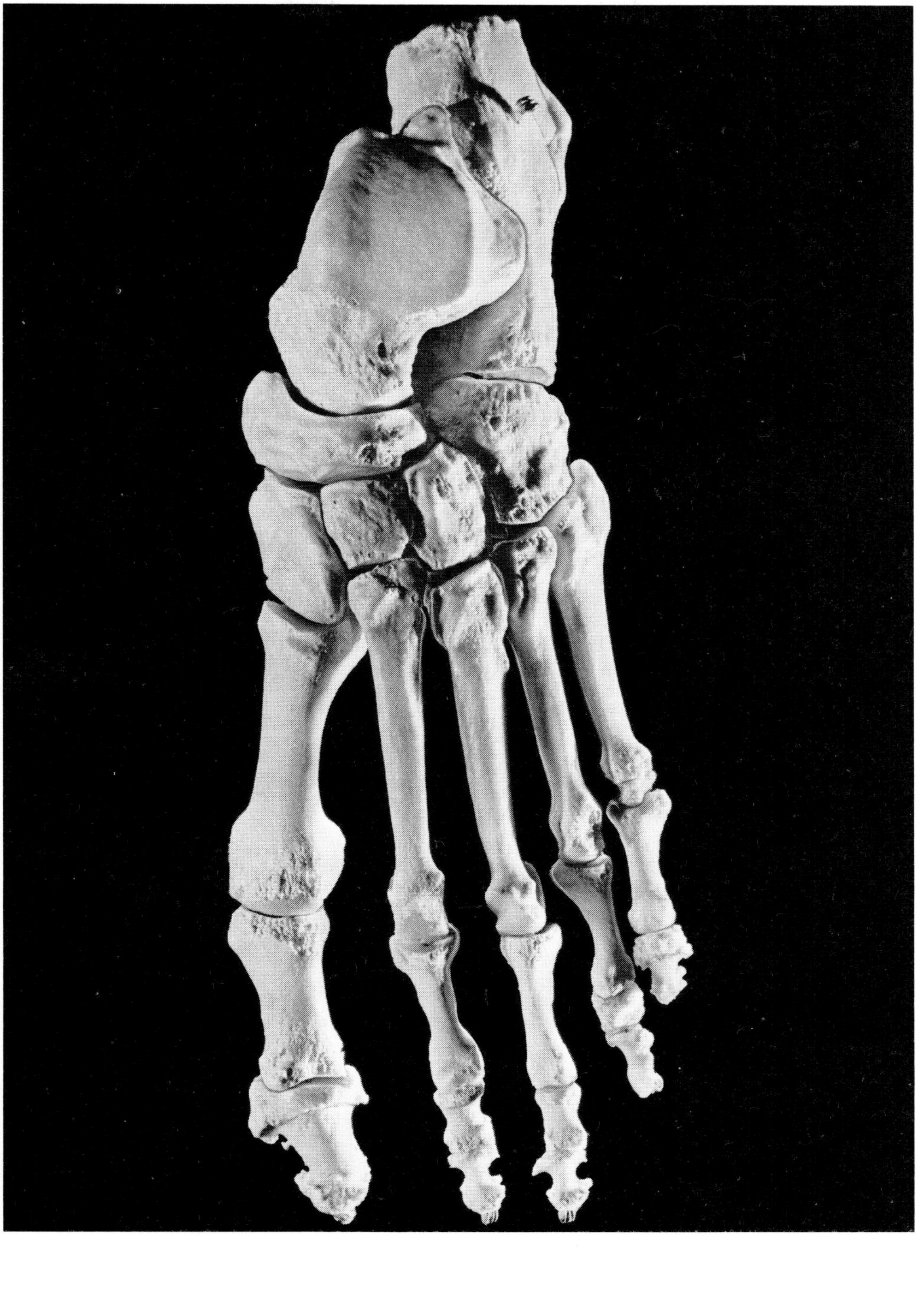

Die Fußgewölbe

Mehrere Gewölbebögen sichern die Stand- und Stützfähigkeit des Fußes. Dabei bilden Ferse und Großzehenballen zwei besonders wichtige Stützpunkte. Von der Ferse zum Vorfuß wölbt sich der Fuß durch ein *inneres und ein äußeres Längsgewölbe*. Vom Großzehenballen aus wölbt sich ein *Quergewölbe* zum Kleinzehenballen. Diese doppelte Sicherung in Längs- und Quergewölbe bedarf besonderer Kräftigung, um ein Durchsinken zu vermeiden. Das Durchsinken der Längsgewölbe kennen wir als Senkfuß, das Durchsinken der Quergewölbe als Spreizfuß. Sobald der Gewölbebau nachgibt, wird die Trag- und Bewegungsfähigkeit eingeschränkt.
Die das Fußgewölbe tragenden Muskeln bestehen aus einer Vielzahl von kurzen und von langen Fußmuskeln, die am Unterschenkel ansetzen (Abb. 10, 11, 12). *Gewölbeträger sind vorwiegend die kurzen und langen Zehenbeuger,* die deshalb auch immer wieder in ihrer Funktion kontrolliert und intensiv geübt werden müssen. „Die langen Zehenbeuger sind dreimal so stark wie die langen Zehenstrecker. Der kräftigste ist der Flexor hallucis longus, der Großzehenbeuger, der beim Abwickeln des Fußes die Großzehe als letzte vom Boden abstößt" (BENNINGHOFF). *Werden die Zehenbeuger lahmgelegt, ist die Gewölbekraft bedroht.*
Die Natur hat zahlreiche Bänder als Haltesicherungen eingebaut. Um die Kraft der tragenden Muskeln und Bänder für das Längsgewölbe zu verstärken, sind sie von einem starken *Fußsohlenband* „umgurtet" (Abb. 10). Diese Bezeichnung von MAIER beschreibt genau die Wirkung dieser festen Umhüllung, denn sie verstärkt den Zug der darin eingelagerten Muskeln, ähnlich wie man ein Drahtseil aus einzelnen Drähten dichtet.

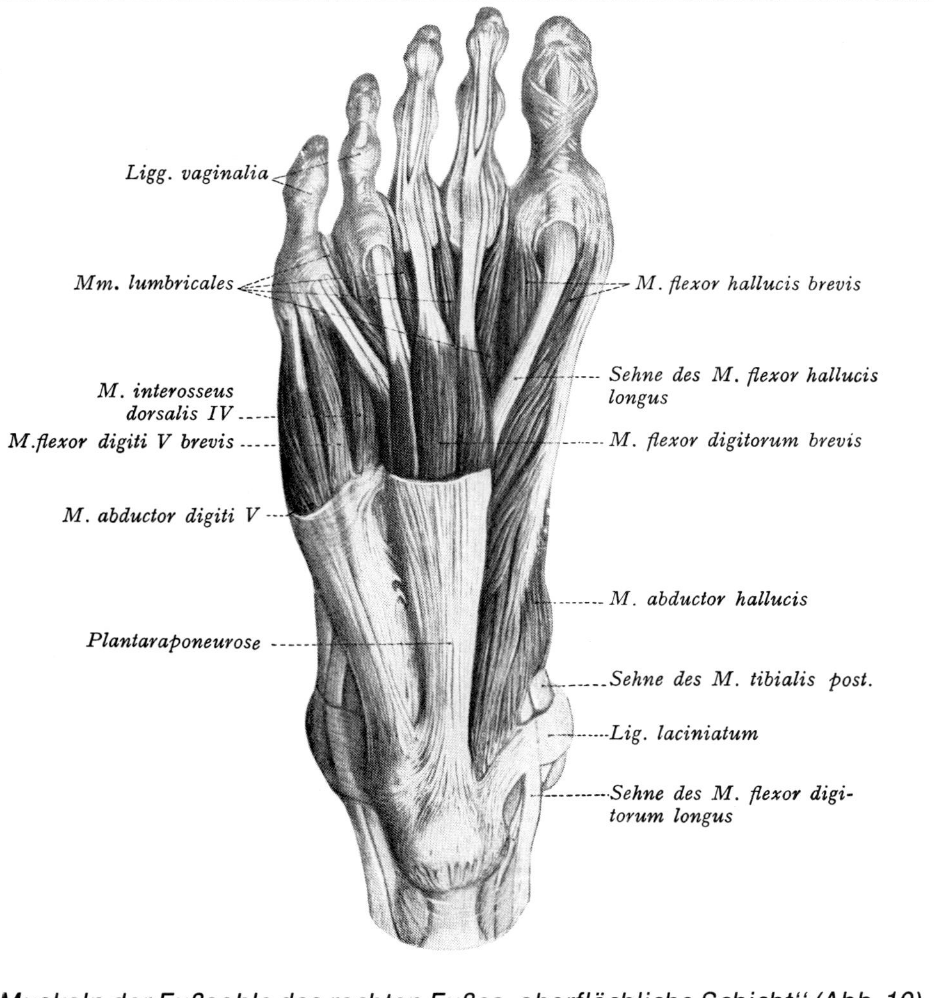

„Muskeln der Fußsohle des rechten Fußes, oberflächliche Schicht" (Abb. 10)

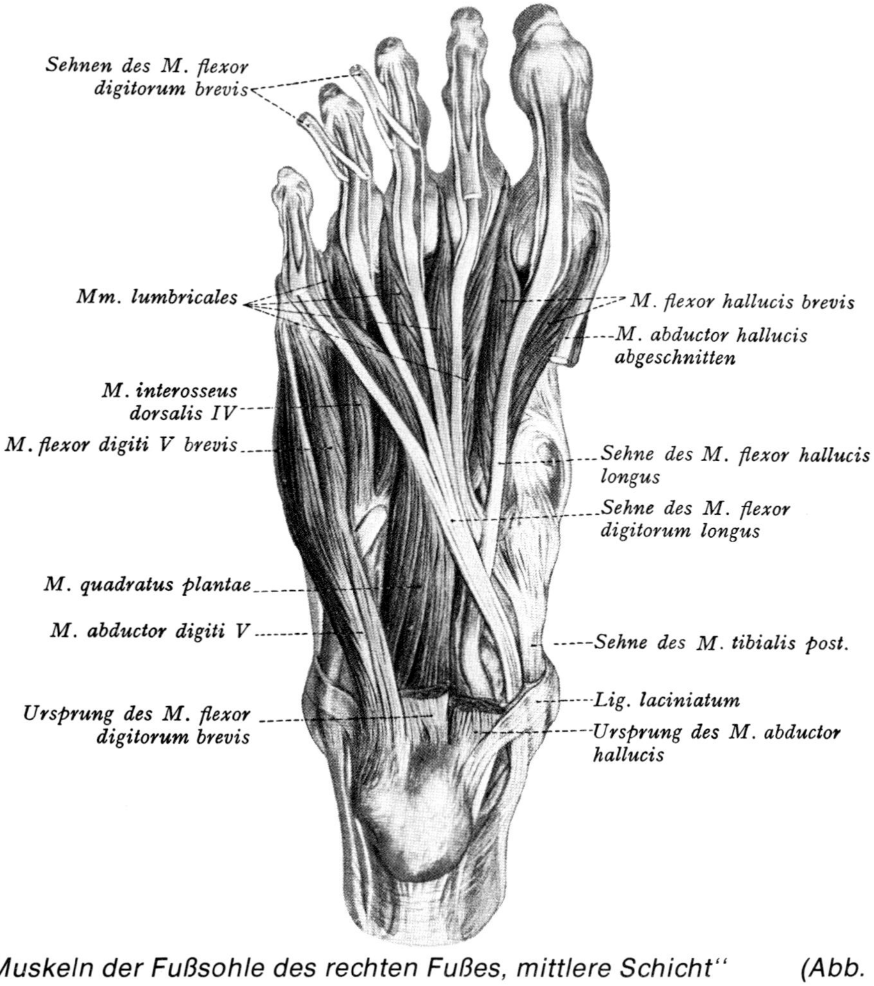

„Muskeln der Fußsohle des rechten Fußes, mittlere Schicht" *(Abb. 11)*

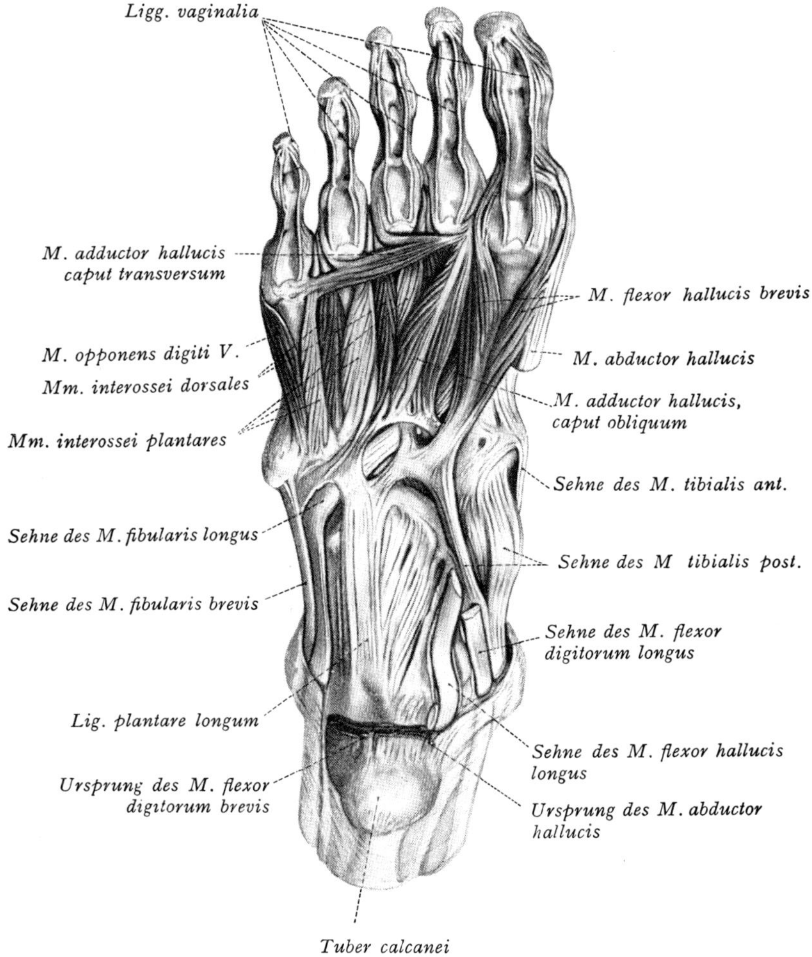

„Muskeln der Fußsohle des rechten Fußes, tiefste Schicht“ *(Abb. 12)*

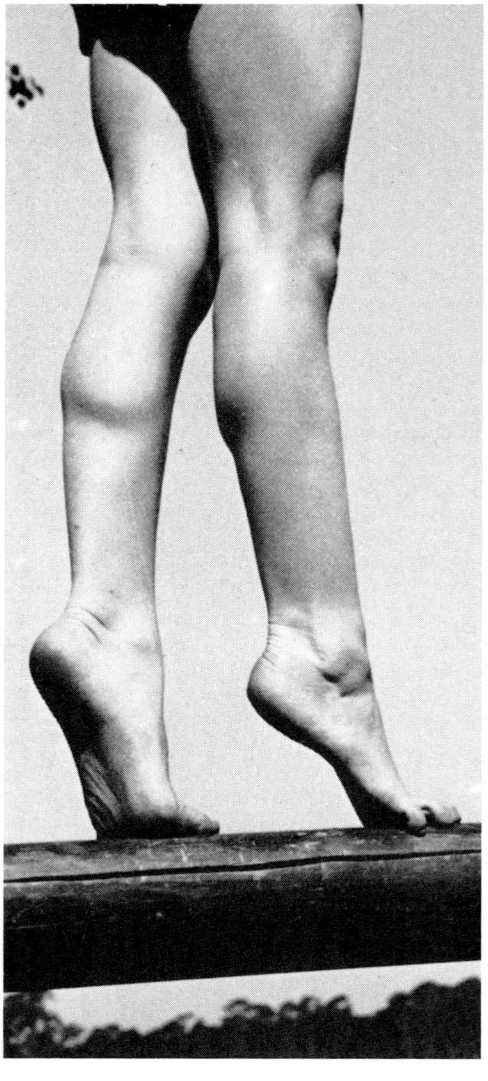

Die Verwringungsfähigkeit

Der Vorfuß muß sich gegenüber dem Rückfuß verwringen können; die Bewegung entspricht der Bewegung des Auswringens von Wäsche. Je höher sich der Mensch vom Boden in den Hochzehenstand abhebt, um so aktiver verläuft die Gegenbewegung des Vorfußes gegenüber dem Rückfuß. Darum ist das Heben in den Zehenstand mit gleichzeitigem Zusammenführen der Fersen eine besonders intensive Kräftigungsübung für den Fuß und sollte mehrmals am Tag geübt werden. Warum nicht Zähneputzen im Hochzehenstand? Auch *jeder Schritt mit vollständiger Fußabwicklung ausgeführt bis zum Hochzehenabdruck erfolgt über die Verwringung des Fußes.* Man kann diese Torsion auch erklären mit Einwärtskantung des Vorfußes (Pronation) gegenüber Auswärtskantung des Rückfußes (Supination) (Abb. 13, 14).

Achtjährige im Hochzehenstand mit Fußverwringung und Wadenmuskelprofil (Abb. 13)

„Im hohen Zehenstand wird also der Großzehenstrahl zum Tragstrahl des Fußes" (Maier). Die Fußverwringung ist klar erkennbar (Abb. 14) ►

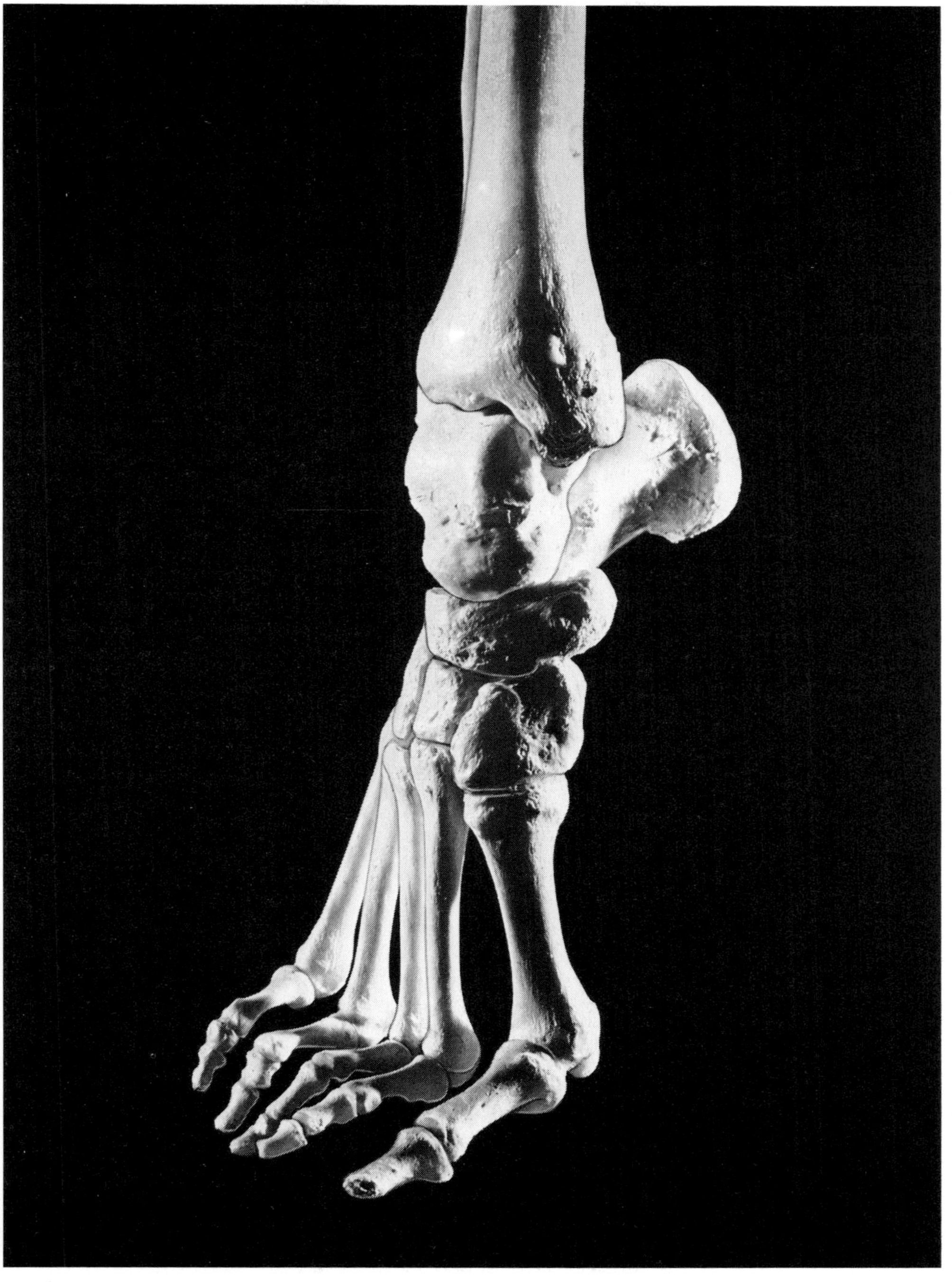

„Die Fußsenker leisten mehr als viermal soviel wie die Heber“, beschreibt BENNINGHOFF diese Leistung gegen die Schwerkraft. Für das Stehen und Gehen sind die Fußsenker weit wichtiger, da sie „gegen die Körperschwere arbeiten“. Das gilt erst recht für den Hochzehenstand.
Zahlreiche Bänder sichern die Zug- und Standfestigkeit innerhalb der einzelnen Fußgelenke. Sie verhindern ein Verschieben, Durchdrücken oder -sinken einzelner Bausteine (Abb. 15, 16). Die Bänder bestehen „aus besonders straffem Bindegewebe von hoher Zugfestigkeit“ (MAIER). Wir kennen die schwer heilbaren Verletzungen gerade bei Bänderzerrungen oder einem Bänderriß. Sie entstehen immer dann, wenn der Bandapparat überstrapaziert, in der falschen Weise belastet und über seine natürliche Elastizität hinaus gedehnt, also gezerrt wurde.

Beispiele der differenzierten Bänder-Sicherung in Fuß- und Sprunggelenken (Abb. 15/16) ►

Die federnde Fußplatte: Dorsalseite (Abb. oben)

Laterale Führungsbänder beider Sprunggelenke (Abb. unten)

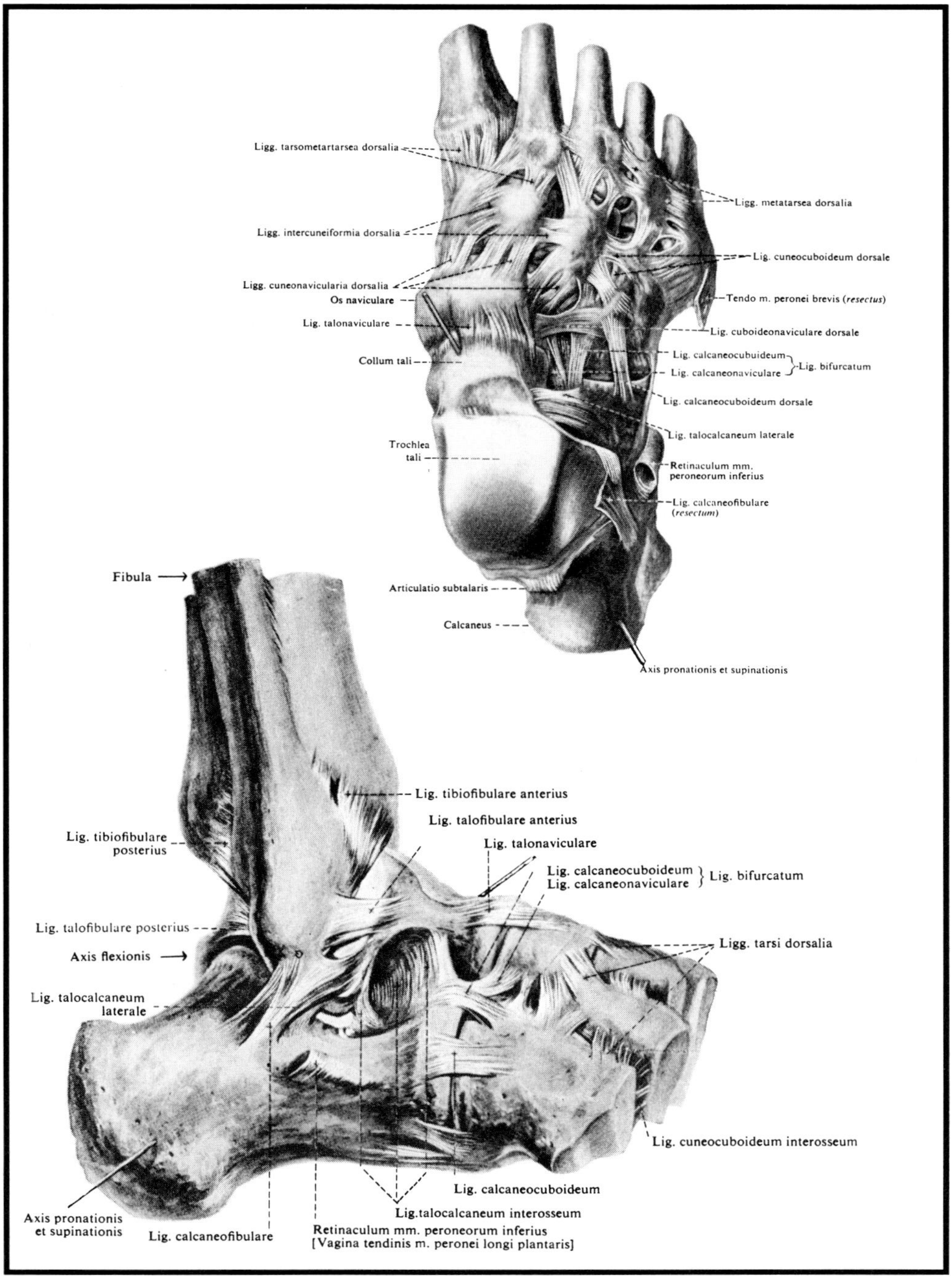

Ligg. tarsometartarsea dorsalia
Ligg. metatarsea dorsalia
Ligg. intercuneiformia dorsalia
Lig. cuneocuboideum dorsale
Ligg. cuneonavicularia dorsalia
Os naviculare
Tendo m. peronei brevis (resectus)
Lig. talonaviculare
Lig. cuboideonaviculare dorsale
Lig. calcaneocubuideum
Lig. calcaneonaviculare
Lig. bifurcatum
Collum tali
Lig. calcaneocuboideum dorsale
Lig. talocalcaneum laterale
Trochlea tali
Retinaculum mm. peroneorum inferius
Lig. calcaneofibulare (resectum)
Articulatio subtalaris
Calcaneus
Axis pronationis et supinationis
Fibula
Lig. tibiofibulare anterius
Lig. talofibulare anterius
Lig. tibiofibulare posterius
Lig. talonaviculare
Lig. calcaneocuboideum
Lig. calcaneonaviculare
Lig. bifurcatum
Lig. talofibulare posterius
Ligg. tarsi dorsalia
Axis flexionis
Lig. talocalcaneum laterale
Lig. cuneocuboideum interosseum
Lig. calcaneocuboideum
Axis pronationis et supinationis
Lig.talocalcaneum interosseum
Lig. calcaneofibulare
Retinaculum mm. peroneorum inferius
[Vagina tendinis m. peronei longi plantaris]

Die Sprunggelenke

Wir sprechen von einem oberen und einem unteren Sprunggelenk. Das *obere Sprunggelenk* befindet sich zwischen dem Sprungbein und den beiden Unterschenkelknochen: Schienbein und Wadenbein. Es ist ein Scharniergelenk und *hebt und senkt den Fuß, bewegt den Fuß auf- und abwärts*, oder bei feststehendem Fuß den Unterschenkel nach vorn in Richtung der Zehen und zurück in Richtung der Ferse. Für Federungen und Absprünge muß dieses Gelenk voll beweglich sein.

Das untere Sprunggelenk bildet eine Verbindung zwischen Sprungbein, Fersenbein und Kahnbein. Es kantet den Fuß einwärts und auswärts: „Das untere Sprunggelenk ist kompliziert, mehrkammerig und läßt nur Mischbewegungen zu" (MAIER). Kapseln und Bänder schützen die Gelenke (Abb. 15, 16, 17, 19).

„Zwei Stäbe bezeichnen in diesem Knochenpräparat die Achsen, um die Bewegungen in den beiden Sprunggelenken vollzogen werden können. Die Achse des oberen Sprunggelenkes verläuft frontal. Ihr Verlauf erinnert an den einer Reckstange, um die ein Turner schwingt. Die Achse des unteren Sprunggelenkes verläuft von schräg hinten außen nach vorn innen.

Bewegungen in dem unteren Sprunggelenk oder besser unteren Fußwurzelgelenken sind mehr oder weniger zusammengesetzt einerseits aus Supination, Plantarflexion und Adduktion, andererseits aus Pronation, Dorsalflexion und Abduktion." *(Abb. 17)* ▶

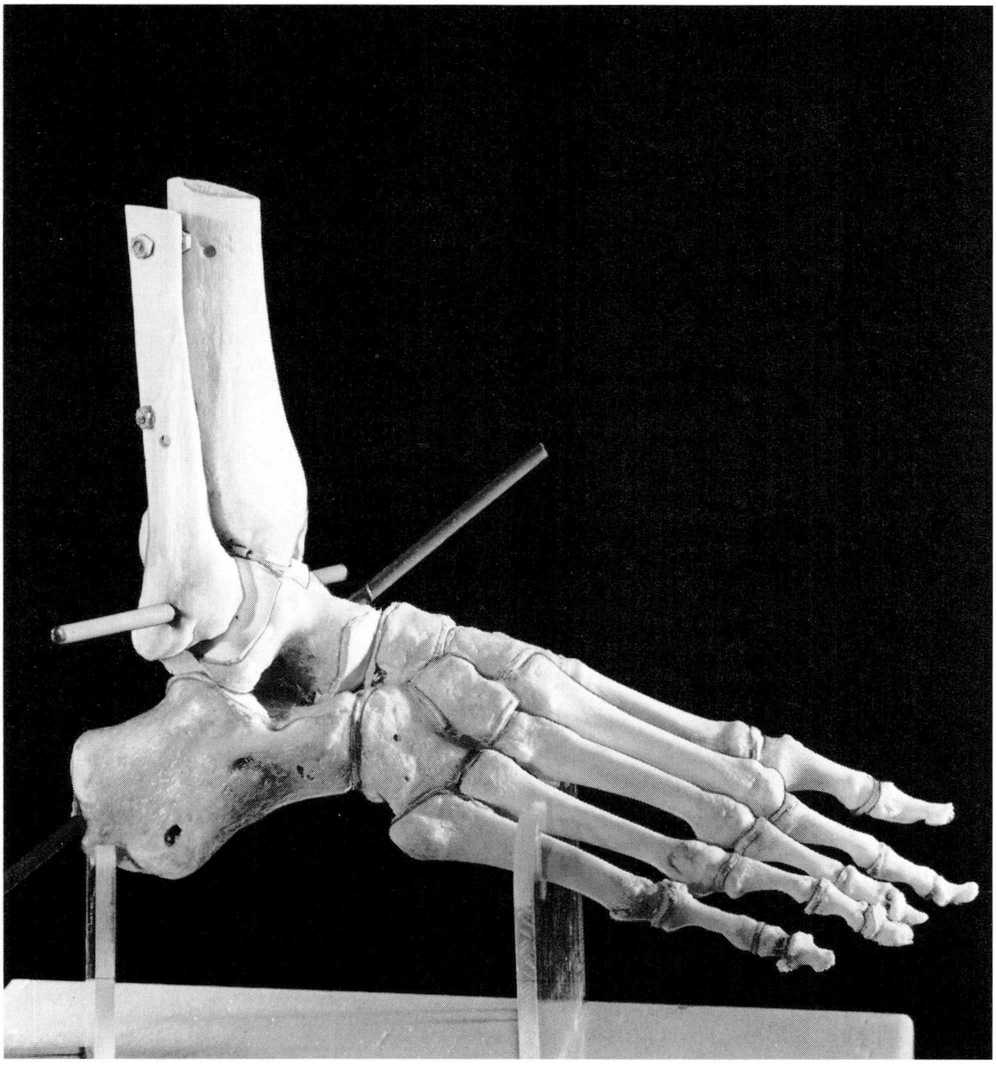

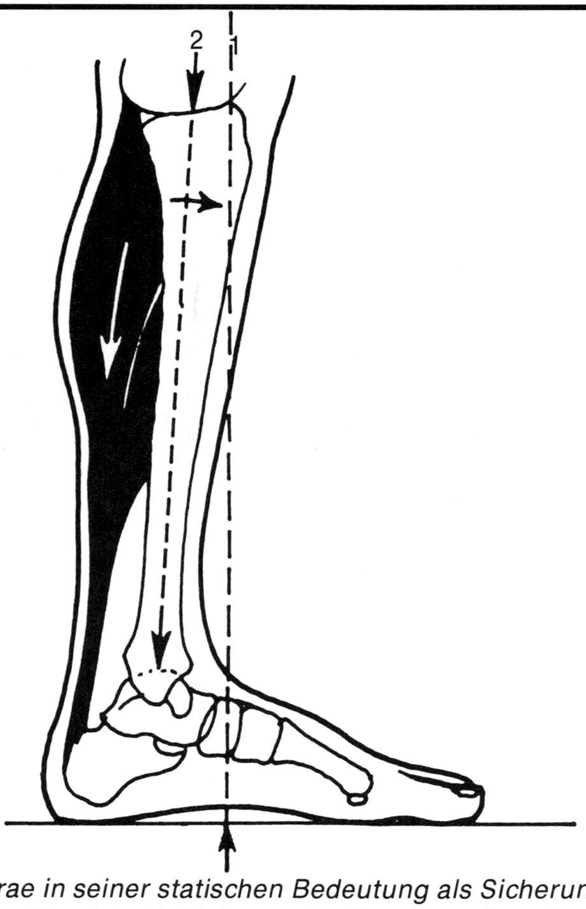

„M. triceps surae in seiner statischen Bedeutung als Sicherungsmuskel der Sprunggelenke. Beachte die Neigung der Knochenachse des Beines (Übertragung des Körpergewichtes auf den Fuß) (2) nach vorn gegen die Senkrechte (1), welche durch den Schwerpunkt des Körpers gelegt wurde (nach D. J. Morton, 1964).“ *(Abb. 18)*

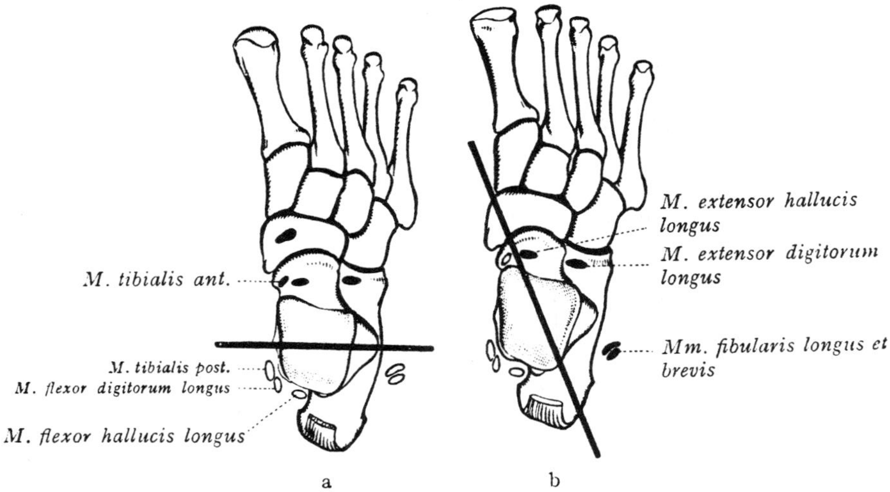

„Lage der Sehnen zu den Achsen der Sprunggelenke nach Abb. von Mollier:
a) Oberes Sprunggelenk. Die Extensorensehnen sind schwarz, die Flexorensehnen hell.
b) Unteres Sprunggelenk. Die Sehnen der Pronatoren schwarz, die der Supinatoren hell." *(Abb. 19)*

Die Muskeln

Die Muskeln des Fußes müssen haltekräftig, aber auch schnell, elastisch und dehnfähig sein, denn *sie müssen anpassungsfähig reagieren können.* Quantität und Qualität der Muskeln entscheiden über die Bewegungsfähigkeit, d.h. über die Masse der Muskelfasern, ihre Struktur und ihren Gasaustausch (Übertritt von Sauerstoff ins Blut und von Kohlendioxyd aus dem Blut). Jeder Muskel besteht aus verschiedenartigen Muskelfasern, weißen, schnell reagierenden, und roten, langsam reagierenden Fasern. „Die beiden Muskelfasertypen kommen in verschieden großen Anteilen in den einzelnen Muskeln vor[9]." Training verändert wahrscheinlich den Muskeltyp. Komplizierte chemische Vorgänge versorgen den Muskel über den Blutkreislauf mit Glykogen, aber vor allem auch mit Sauerstoff: „Die Dauerleistungsfähigkeit eines Muskels hängt weitgehend vom Sauerstofftransport ab[9]."

Der Blutkreislauf sorgt auch für den Abbau der verbrauchten Produkte, der Ermüdungsstoffe, der Kohlensäure, Milchsäure, Phosphorsäure u.a. Ohne die Zufuhr von Sauerstoff kann der Muskel nicht arbeiten, und je reichhaltiger die Aufnahmebereitschaft des Muskels für Sauerstoff ist, desto weniger ermüdbar ist er. Diese Aufnahmebereitschaft für Sauerstoff und die Verbesserung des Gasaustausches läßt sich durch Vermehrung und Qualifizierung der kleinsten Blutgefäße, der Kapillaren, trainieren: Kapillarisierung. Die Herz-Kreislauf-Stoffwechselleistung entscheidet also über die Muskelleistung. Die Fußmuskeln sind Teil der Gesamtkörpermuskulatur und von ihr abhängig. Unmittelbar in ihrer Wirkung miteinander verbunden sind Bein- und Fußmuskeln. Wir üben darum zur Kräftigung unserer Füße auch die Beinmuskeln: das Kniebeugen, den Hochzehenstand, Hüpfen und Springen.

Muskeln sind elastisch, sie können sich zusammenziehen, kontrahieren, spannen und wieder entspannen und gedehnt werden. Wenig gebrauchte Muskeln erschlaffen, sie verkürzen sich und verringern damit Elastizität und Beweglichkeit in den Gelenken, die von diesen Muskeln abhängig sind. Muskeln verlaufen in Sehnen, einem Bindegewebe als Endstück des Muskels, womit dieser am Knochen ansetzt. Die Elastizität dieses wichtigen Ansatzes ist abhängig vom intensiven Gebrauch, von der Durchblutung des Muskels. Mangelnde Durchblutung führt zu einem Elastizitätsverlust der

„Das Sohlenbild des Fußkünstlers WATSON, welches die wunderbare Ausbildung und Geradestellung der Zehen, insbesondere den großen Zwischenraum zwischen 1. und 2. Zehe zeigt." *(Abb. 20)* ►

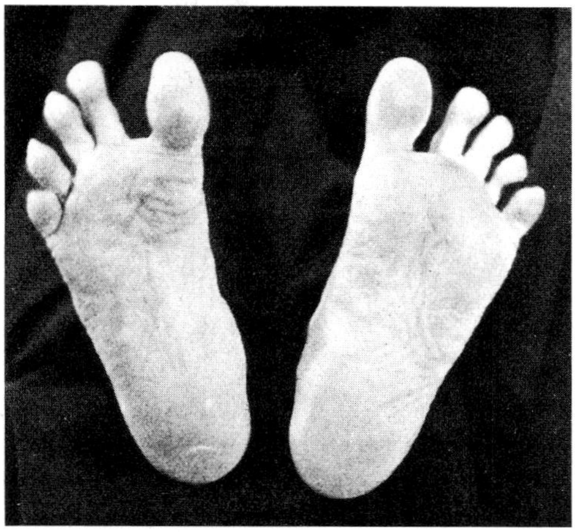

Bänder, sie werden brüchig, spröde, trocknen aus. *Das Instrumentarium des menschlichen Körpers ist pflegeempfindlich und bedarf sorgfältiger „Schmierung", um nicht zu rosten.* Besonders deutlich zeigt sich dies bei verkürzten Wadenmuskeln und der ihnen verbundenen Achillessehne. Barfußlaufen, Laufen auf flachen Sohlen beansprucht die notwendige vollständige Dehnfähigkeit der Wadenmuskeln, die bei längerem Laufen in Schuhen mit Absätzen schwindet. Achillessehnenan- oder -abrisse entstehen als Folge der Muskel-Sehnen-Verkürzung bei plötzlicher Beanspruchung der Elastizität.

Auch eine Überdehnung des Muskels schadet, weil damit die Sicherung des Gelenks oder des Haltungsaufbaus entfällt. Der Muskel verfügt über eine normale Spannung, den Tonus, und je systematischer er gekräftigt wird, und dadurch die Muskelfasern vermehrt und besser ernährt werden, desto profilierter erscheint seine Kontur, der Muskelspannungszustand.

Die Form des Fußes zeigt uns, ob seine Muskelfunktionen „funktionieren": eine breitgefächerte fünfstrahlige Zehenlage ist Zeichen eines Normalfußes (Abb. 20, 21, 23). Wie selten ist ein natürlich ausgebildeter Fuß in dieser Form zu sehen. Meist sind die Zehen

„Sohlenbild eines unverdorbenen Kinderfußes mit eingezeichneter Meyerscher Linie." *(Abb. 21)*

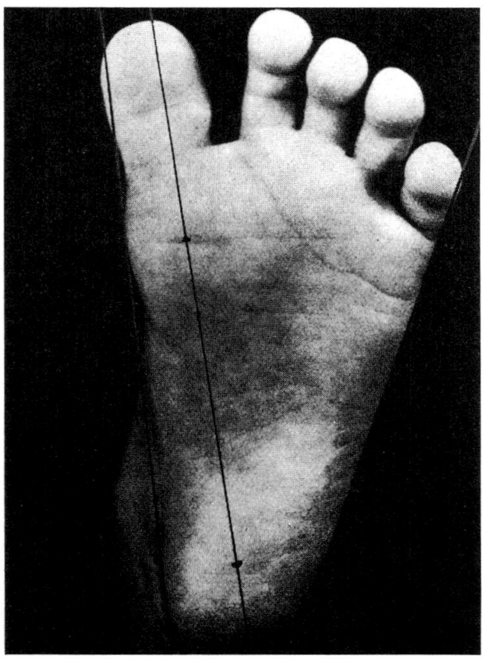

aneinandergepreßt, vor allem der Großzeh aus seiner abgespreizten Lage zur Fußmitte hin abgedrängt (Abb. 24). Folgen des Korsettzwanges im Schuh oder auch im Strumpf, der viel zu eng und falsch gestrickt, mit Spitze in der Mitte, der breiten Fächerung der Zehen keinen Raum gibt. Damit verkümmern die Zehenmuskeln, verkürzen sich die Zehenbeuger. Es fehlt die volle Beweglichkeit des Vorfußes und Abdruckfähigkeit der Zehen.

Bei kräftigen Kindern und Jugendlichen treten beim Laufen und Springen stark profilierte Wadenmuskeln hervor. Wir könnten die Geübten von den Ungeübten an ihren Wadenmuskeln unterscheiden: ob sie sehr bewegungsfreudig sind oder bequem. Schwammige Wadenmuskeln zeigen insgesamt eine vorhandene Muskelschlaffheit. Auf intensive Übung der Beinmuskulatur muß deshalb schon bei Kleinkindern Wert gelegt werden: Laufen, so oft und so schnell wie möglich, Radfahren, Eislaufen, Treppensteigen und Klettern, um das Gewicht mit den Füßen hochzutragen.

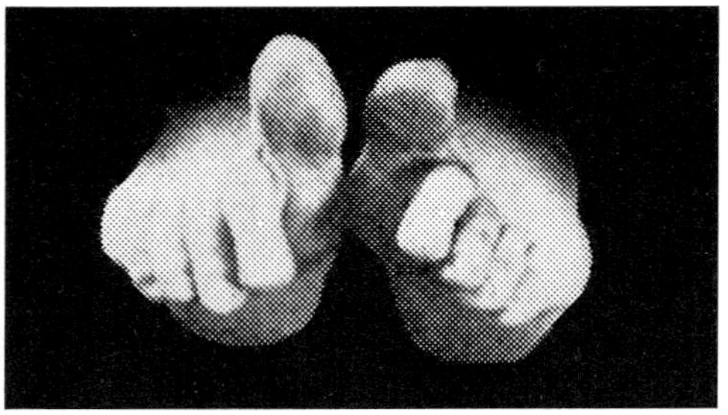

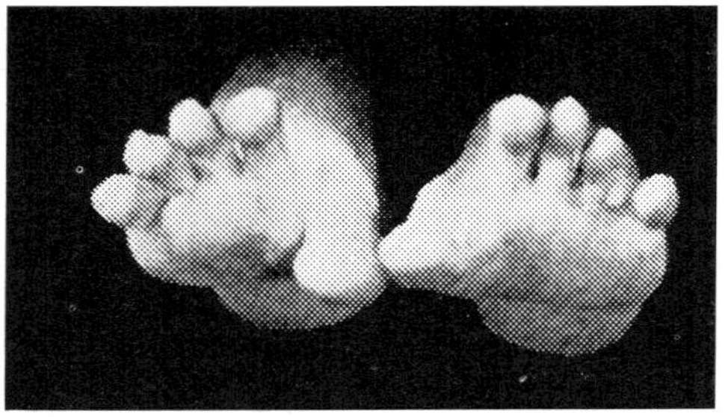

Fotos der voll entwickelten Füße von Mr. WATSON zeigen die Abspreizfähigkeit des Großzehs (Abb. 22)

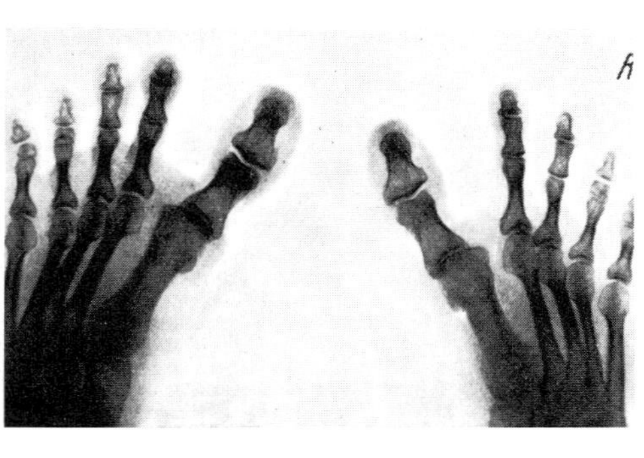

Rö.-Aufnahme der Vorfüße Mr. WATSONS mit weit abduzierten Großzehen (Abb. 23)

Röntgenbild eines Spreizfußes mit eingezeichneten Richtungen der ablenkenden Kräfte
(Abb. 24)

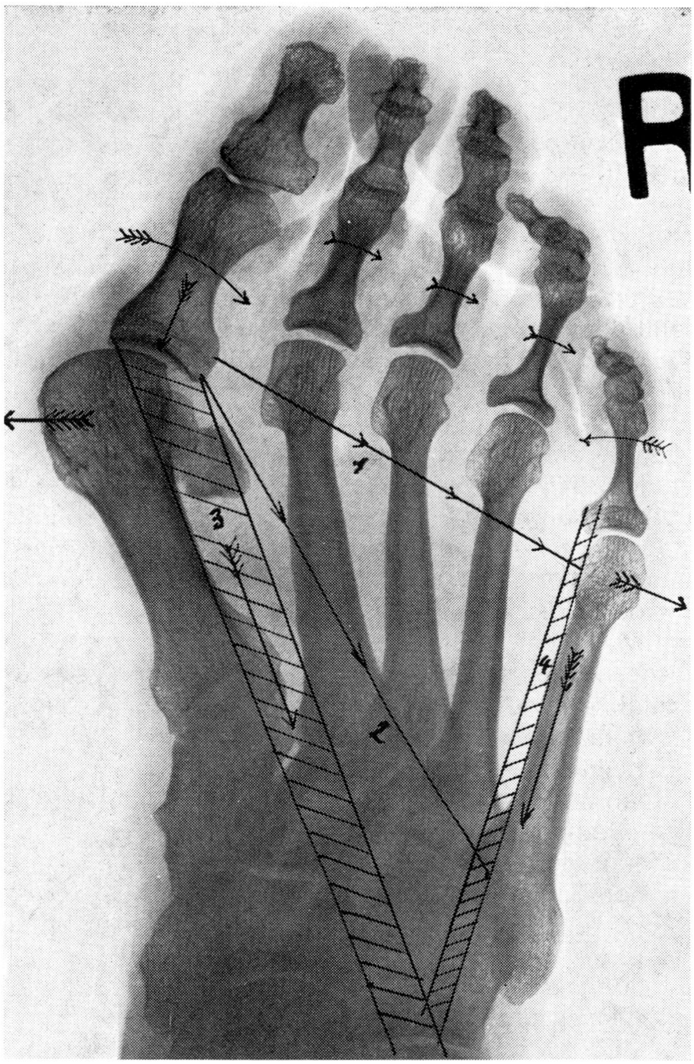

Fußaufrichtung – Grundlage für den Haltungsaufbau, für die Alltagsbewegung:

Stehen, Gehen, Laufen, Springen, Treppensteigen, Klettern, Tragen

Vom Fuß her baut sich die Haltung auf. Gibt er nach, folgen andere Körperteile, z. B. die Knie, die Wirbelsäule. Je elastischer der Fuß das Körpergewicht abfängt, desto weniger gestaucht wird die Wirbelsäule.

Der Haltungsaufbau verlangt eine dauernde Gegenwirkung gegen die niederziehende Schwerkraft. Er ist ein koordinativer Vorgang und beruht auf dem Zusammenwirken, Koordinieren der aufrichtenden, der haltenden, stützenden Muskeln, um die Skelett-Teile in die funktionsgerechte Lage zu bringen. Der Haltungsaufbau wird bestimmt von 3 Schwerpunkten: der *Fußaufrichtung*, der *Beckenaufrichtung* und der *Aufrichtung* von *Schultergürtel und Kopf.*

Neurologische Untersuchungen zeigen, daß die Reizung der Rezeptoren der kurzen Zehenmuskeln sich reflektorisch auf die Kräftigung der Rückenmuskeln auswirkt:

Beim „Menschen wirken die Dehnungsrezeptoren der Fußmuskeln und die Druckrezeptoren der Haut entscheidend in die Haltungsregulierung des Rumpfes ein ... *So wird eine Haltungsstörung des Rumpfes oder der Wirbelsäule in optimaler Weise nicht durch Willkürimpulse oder Kräftigung einzelner Muskelgruppen ausgeglichen, sondern durch einen Zehenhochstand,* das heißt durch massive propriozeptive Impulse aus symmetrischem Einstrom in den unteren Extremitäten[10]."

Der Hochzehenstand beweist sich also als eine der besten Haltungsübungen auch für die Aufrichtung der Wirbelsäule. Die Aufrichtung des Beckens beruht auf Zug und Gegenzug der Bauch- und Gesäßmuskulatur, die als gleichsinnige Zugkräfte (Synergisten) die Beckenschale aufrichten und damit eine übermäßige Lordosierung der Lendenwirbelsäule (Hohlkreuz) und Hängebauch vermeiden. Folgen einer Beckenkippung mit „Hohlkreuz" sind verminderte Bauchmuskelpresse, Verlagerung der Bauchorgane, Darmträgheit, Kreuzschmerzen.

Je ungünstiger die Einflüsse sind, unter denen wir leben, desto mehr Mittel und Wege müssen wir suchen, um daraus entstehende Schäden zu vermeiden und uns gesund erhalten. Fußschwäche bedeutet immer Haltungsschwäche. *Die aufrichtende Kraft des Fußes ist eine Voraussetzung für unsere Gesundheit.* Wer sich aufrecht halten kann, trägt seinen Kopf frei beweglich, kann seine Atmungsleistung voll ausschöpfen und regt dadurch seinen Kreislauf an; wer die Federkraft seines Fußes bei jedem Schritt auswirken läßt, bei dem setzt sich diese

Schwingung durch das Wechselspiel der zusammenwirkenden Synergisten und der gegenziehenden Muskeln, Antagonisten, die unseren Körper im Gleichgewicht halten, bis in die obersten Ausläufer der Wirbelsäule, bis in den frei getragenen Kopf fort.
Stützkräftige Füße befähigen zum unbeschwerten Gehen und Laufen, zum Bergsteigen und Wandern: sie schaffen dem Menschen überhaupt erst die Möglichkeit, seine übrigen Organe voll zu entwickeln, Herz und Lunge voll leistungsfähig zu erhalten. *Sie verhelfen nicht nur zu größerer Arbeitsleistung, sondern auch zur besseren Erholung.*
Gesunde Füße schenken dem Menschen nicht nur Gesundheit, sie schenken ihm auch Freuden, die er sonst nicht genießen könnte. Das kleine Kind federt und hüpft, wenn es sich freut. Ein beschwingter Gang ist Ausdruck eines Frohgefühls, entstanden durch die Sicherheit, mit der man sich bewegt. Ist diese Sicherheit erst einmal erprobt, dann drängt es Kinder ebenso wie Erwachsene, sie in Leistungen anzuwenden.
Haltungsaufbau ist ein immerwährender Prozeß innerhalb der Bewegung.
Die Kontraktion der Gesäßmuskeln zur Aufrichtung des Beckens läßt sich bis in den Innenrand des Fußes als Kettenreaktion verspüren (Abb. 25, 26, 27). *Die Fußaufrichtung wird nur erreicht, wenn gleichzeitig die ganze Kette der aufrichtenden Muskeln zusammenwirkt durch wechselweises Anspannen und Nachgeben:* Fußmuskeln, Wadenmuskeln, vierköpfiger Oberschenkelmuskel, die Beckenbodenmuskeln, Gesäß-Bauchmuskeln, Rückenmuskeln und Schulterblattanzieher. Dabei geht es nicht um eine statische Funktion, um Haltungsaufbau im Stand. Notwendiger als die statische ist die dynamische Funktion, der Haltungsaufbau in der Bewegung: im Gehen, im Laufen, im Springen. Dabei muß die Aufeinanderlagerung der Körperteile immer wieder als Ganzes neu koordiniert werden. Die Füße bilden dabei den impulsgebenden Anteil. Wenn zum Beispiel die Füße auswärts gedreht sich abstützen, anstatt parallel in Vorwärtsrichtung, ist auch die Kniebelastung auf die Innenbänder verlagert und überdehnt sie und belastet die Menisken, die Zwischenscheiben, sie verrutschen oder reißen ab.
Darum ist Selbstkontrolle notwendig, z.B. ob die Knie sich geradeaus in Richtung der Großzehe bewegen. Jede Auswärtsbewegung der Füße belastet den Innenrand, der nicht belastungsfähig ist. Im Leistungsturnen finden sich immer noch unnatürliche Haltungsvorschriften, z.B. plötzlicher Halt

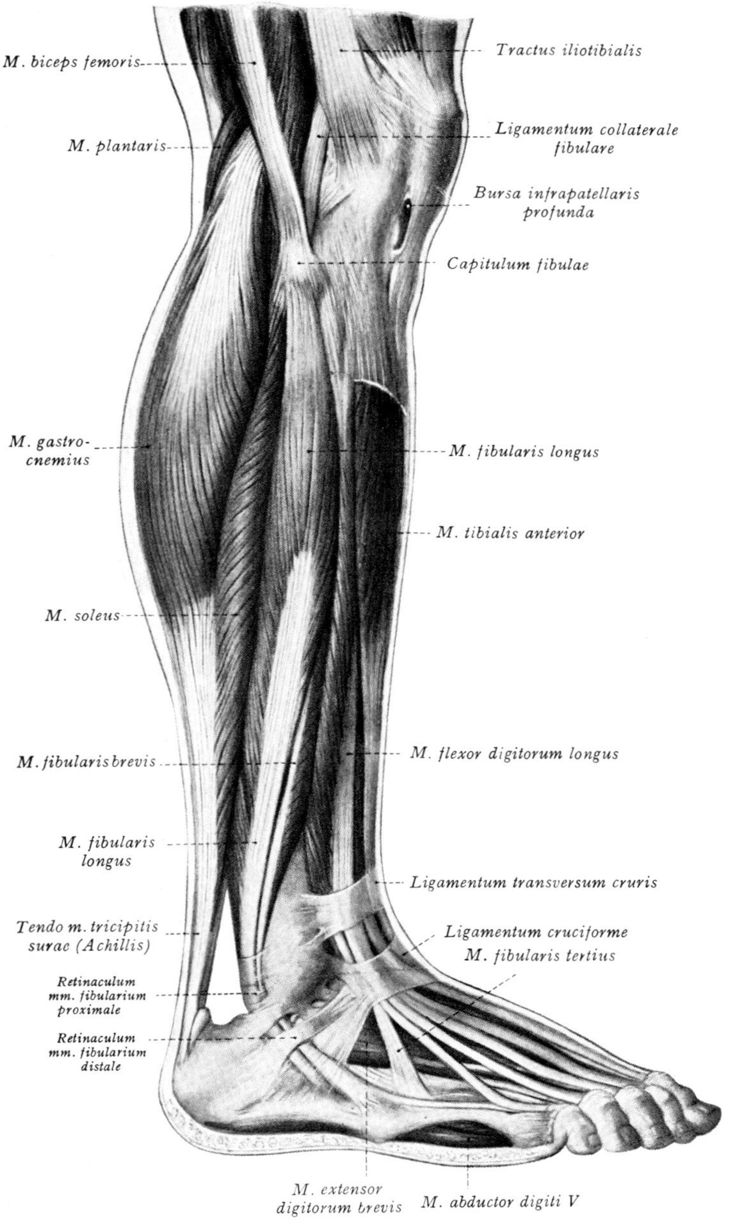

„Wadenmuskeln des rechten Unterschenkels" (Abb. 25)

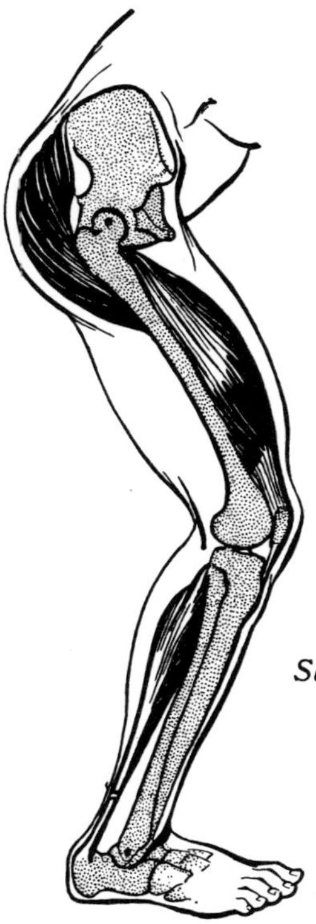

„Glutaeus max., Quadriceps femoris und Soleus bremsen das Einknicken der Beinsäule“ (Abb. 26)

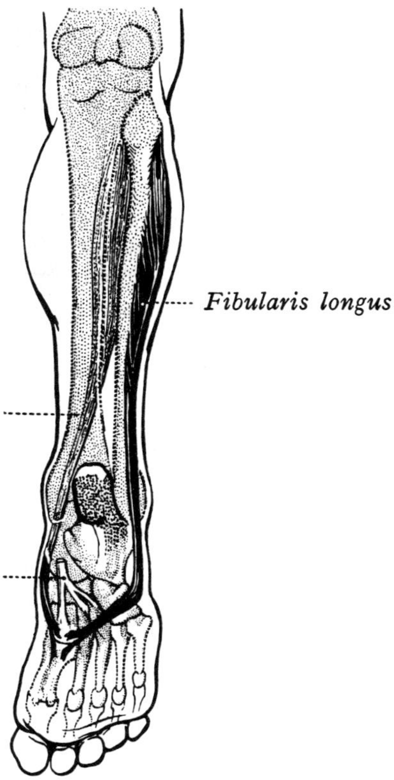

„Der Fibularis longus (schwarz) und der Tibialis ant. bilden eine steigbügelartige Schlinge. Ansicht des Unterschenkels und Fußes von hinten bzw. von plantar.“ (Abb. 27)

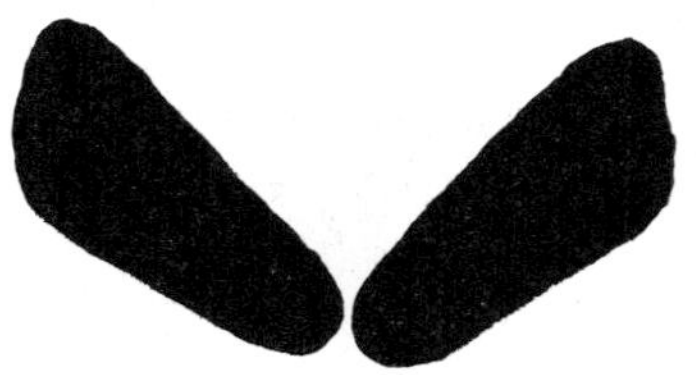

Fehlhaltung durch Innenbelastung

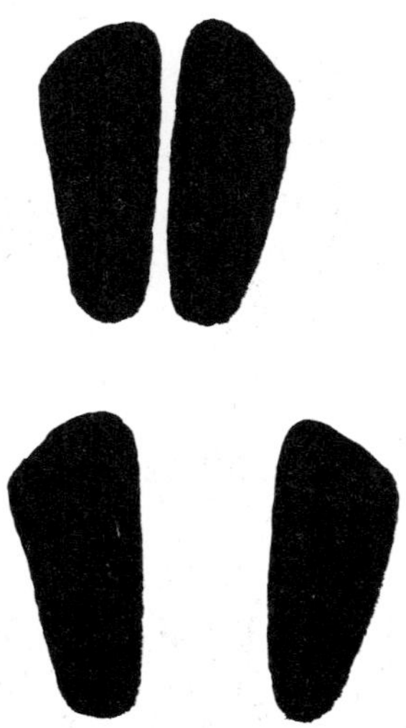

Günstige Belastung im Stehen

nach hohen Sprüngen oder Auswärtsrichtung der Füße. (Abb. 28). Ähnliche Vorschriften fanden sich beim Militär. Die Füße müssen also mit ihrem fünfstrahligen Aufbau geradeaus bewegt und voll abgewickelt, d.h. von der Ferse bis zum Abdruck von den Zehenspitzen ausgenutzt werden. Auch im Schuh ist darauf zu achten, darum benötigen wir fußgerechtes, elastisches Schuhwerk.

Die ungünstigste Belastung für den Fuß ist das Stehen weil es ein passiver Vorgang ist und einer aktiven Gegenwirkung bedarf. Wir belasten darum beim Stehen nicht die Innenseite des Fußes und versuchen, bei längeren Stehbelastungen das Gewicht abwechselnd auf Vor- und Rückfuß zu

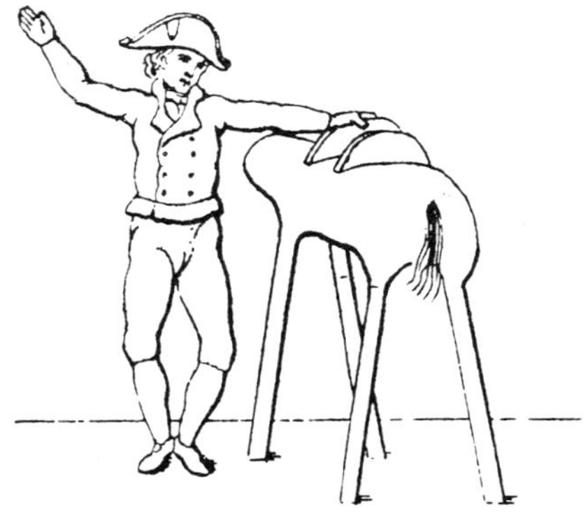

Ungünstige Innenbelastung durch Auswärtsstellung der Füße beim Turner. *(Abb. 28)*

verlagern. „Aktive" Zehenbeuger entlasten das Quergewölbe und helfen, den Fuß entgegen der Schwerkraft vom Boden zu heben: Aktivierung der Fußmuskeln beim Stehen ist eine wichtige Fußstütze.

Das fußgerechte Gehen erfolgt geschmeidig, abwickelnd von der Ferse bis zu den Zehenspitzen unter kräftigem Abdruck des Körpergewichts vom Boden fort und wiederum mit anschmiegsamem, beweglichem Greifen des Bodens durch die Zehen zum Boden hin. Starre Fußhaltung und Fußbewegungen behindern die Beweglichkeit der 26 durch Muskeln und Sehnen miteinander verbundenen Fußknochen und wirken gleichzeitig als Stauchung auf den Haltungsaufbau, insbesondere auf die Wirbelsäule.

Um es nochmals zu betonen: Stehen und Gehen müssen „aktiv" sein: *Jeder Schritt muß den Körper vom Boden weglüften,* keinesfalls darf das Körpergewicht in den Schritt hineinfallen. Man sollte nichts hören, kein „harter Tritt" oder Schlürfen, sondern lautlos gehen durch bewegliche, federnde Füße. Die Sprache drückt es anschaulich aus: Wir sollen *nicht schwer-fällig, sondern leicht-füßig gehen.* Auch im Alter. Gelernt werden kann diese Gangaktivität nur barfuß, denn nur ohne feste Hülle kann der Fuß voll beweglich den Boden tasten, sich drehend abwickeln, mit den Zehen zugreifen und sich abdrückend vom Boden lösen.

Auch ein elastisches Laufen wird von der Ab- und Auffederung des Fußes bestimmt. Das Körpergewicht darf nicht hinuntersinken. Kräftiges Abdrücken des Körpergewichts in die Höhe übt die Fuß- und Beinmuskeln. Je leicht-füßiger ein Lauf beherrscht wird, um so intensiver fördert diese elastische Bewegung gleichzeitig die Leistungsfähigkeit der Fuß- und Beinmuskeln. Umgekehrt: je schwerfälliger und unbeherrschter gelaufen wird, um so mehr schädigt das Körpergewicht die Stütz- und Sprungmuskulatur.

Die Federkraft des Fußes ist Vorbedingung für jede Lauf- und Sprungleistung. Sie ist Anfang und Ende der Schwingung, die alle Gelenke des Körpers durchläuft, sie wirkt wie ein Puffer, der das Zusammenstoßen harter Teile verhindert. Die Aufgaben dieses Puffers erfüllen Bänder und Muskeln in ihrer Wechselspannung. Sie wird nur voll betätigt, wenn das Muskel- und Bandgewebe weder verschrumpft noch überdehnt sind, wenn die ihm eigene Elastizität erhalten bleibt.

Ein verkürzter Muskel – zum Beispiel nach längerer Stillegung durch Unfall – kann durch federnd-dehnende Arbeit

wieder verlängert werden. Ein überdehnter Muskel ist dagegen wie ein ausgezogenes Gummiband, seine Spannung ist nur schwer wiederzuerlangen, und die Körperteile – innere Organe, Knochen, Gelenke –, über die er sich hinzieht und die er zu verbinden und zu schützen hat, sind gefährdet, z.B. Hängebauch, Hängeschultern, Schlottergelenke.
Lauf und Sprung verlangen äußerste Gelenkstreckung. Bänder und Muskeln unterliegen dabei einer Zerreißprobe: je größer die ihr begegnende Elastizität, desto geringer die Rißmöglichkeit.
Verlangt man vom Kind eine geistige Leistung, der es seinen Fähigkeiten nach noch nicht gewachsen ist, so reagiert es durch Nichtverstehen und Unlust und zeigt dem Lehrer dadurch, daß die Aufgabe falsch gestellt war. Aber mit welcher Sorglosigkeit verlangt man oft im Sport körperliche Leistungen, denen die Fähigkeiten des Übenden nicht entsprechen und die ihm noch dazu eine gesundheitliche Gefährdung bringen. Wieviel wird da gesündigt, besonders in großen Schulklassen, wo von fußschwachen Kindern dieselben Leistungen erwartet werden wie von fußkräftigen, wo man Sprungleistungen oftmals mit festem Schuhwerk ausführt. Die mangelnde Fähigkeit zur Abrollung kann keine Federung zulassen und verfestigt den Fuß zu einem unelastischen Stab. Wieviel Fuß- und Knieverletzungen lassen sich durch vorsorgliche Fuß- und Beinkräftigung vermeiden.
Nur wenn Fuß-, Knie-, Hüftgelenk wie ineinandergreifende Federn im Spannungswechsel des Beugens und Streckens zusammenwirken, kann der Mensch sich vom Boden loslösen, kann er frei, weitgreifend laufen oder schnellkräftig einen Sprung ansetzen. So wie beim Wurf nicht der Arm allein die Leistung vollbringt, sondern die Schwingung sich vom Fuß her über den Rumpf in den Arm fortsetzt und ihren letzten Auslauf in den Fingern der Hand findet, um dort den Abwurf des Balles, des Speeres, des Diskus zu vollenden, so verlangt der Lauf oder der Sprung den Ansatz der Bewegung, das „Schwungholen" im Rumpf und läßt Hüft-Kniestreckung aus der Bewegung folgen. Dieses Ausholen schwingt über das Fußgelenk in den letzten Ausläufer der Zehen, den Großzeh aus, denn seine Abdruckkraft vollendet die rationelle Ausnutzung aller einsatzfähigen Kräfte. Der natürlich entwickelte Fuß wird diese Abdruckarbeit von selbst leisten, so wie sie der unverbildete Kleinkindfuß instinktiv ausführt. Selten aber sieht man im täg-

lichen Leben diese Vorbedingung erfüllt.
Die Beanspruchung des Fußgelenkes bei Lauf und Sprung liegt nicht nur in dem Sichwegdrücken vom Boden, sondern ebenso in dem Wiederauffangen des Körpergewichts. „Hartes Aufkommen" bedeutet mangelnde Federkraft, wirkt sich nicht als Schwingung, sondern als Stoß durch den Körper aus, gefährdet die Gelenke. Auch hierbei ist die Zehenaktivität entscheidend: ob Ballen (Vorfuß) oder Ferse (Rückfuß) zuerst den Boden berühren, die Zehen müssen „greifen", den Boden „fassen", den Fuß unterstützen, ihn sichern und den Stoß bremsen. Je schwerer das Gewicht ist, das gehalten werden soll, um so intensiver müssen die abfedernden Kräfte wirksam werden.
Besonders belastet wird der Fuß bei Dauerleistungen, langem Stehen, Märschen, aber auch beim Treppensteigen oder beim Tragen schwerer Lasten. Solche Leistungen gehen für das Fußgelenk nur dann ohne Schaden ab, wenn eine gegenwirkende Kraft die Federung in den Gelenken übernimmt, wenn der Druck immer wieder aufwärts geleitet wird, wenn also der ganze Fuß beweglich federt. Wer lange einen schweren Rucksack trug, kennt das Gefühl der „steifen Fußgelenke", das nach Ablegen der Last noch lange den Körper belastet als Folgen der ermüdeten Körperfederung. Beim Treppenaufsteigen muß das Körpergewicht in die Höhe verlagert oder umgekehrt beim Absteigen aufgefangen werden. Bei Lastentragen wird die Fußkraft zusätzlich belastet. Darum sind Menschen, die beruflich viel tragen oder auch mit Übergewicht lange stehen müssen in ihrer Fußgesundheit besonders gefährdet.
Selbst eine so natürliche Last, wie es für die werdende Mutter ihr Kind ist, wirkt sich auf den Haltungsaufbau aus und damit auf die Kraft, da seine Spannkraft das schwere Gewicht (oft 15–20 Pfund Mehrbelastung) auszubalancieren hat. Die Schwangerschaft bildet also für die Frau eine zusätzliche Belastung für Beine und Füße. Sie muß sich darauf vorbereiten und Fußkraft und Beinkraft, ähnlich der Bauch- und Beckenbodenmuskulatur, vorsorglich üben. *Sie muß während der Zeit übermäßiger Belastung systematisch für Entlastung sorgen,* d. h. regelmäßig die Beine hochlagern, die Muskeln lockern und entspannen, um den Kreislauf zu unterstützen und eine Erweiterung der Venengefäße (Krampfadern) zu vermeiden.
In Zeiten größerer Beanspruchung, z. B. schnelles Wachstum, zeigen sich

vorhandene Leistungsschwächen. Sie treten jetzt besonders hervor und verursachen schmerzhafte Verkrampfungen in der Gesamthaltung, z. B. Kreuz- oder Schulterschmerzen. Muskelverkrampfungen behindern natürlich auch Kreislauf und Verdauung, Atmung und Herztätigkeit, ein ewiger Ring von Störungsketten. Ob Kind oder Erwachsener: frei und aufrecht mit federnden Schritten und in gelöster Haltung sollte der Mensch sich bewegen. Warum bemühen wir uns so wenig, diese natürlichen Anlagen und Fähigkeiten zu pflegen? *Die Gesundheitserziehung im Alltag wird in der Bundesrepublik Deutschland sehr vernachlässigt.* Dies gilt besonders für den Unterricht in Schule und Verein. Kürzlich klagte ein Vater: „Meine Tochter lernt alles mögliche im Sport, nur wie sie sich richtig halten, wie sie stehen und gehen sollte, lernt sie nicht." Warum eigentlich nicht? Besonders für Schüler und Jugendliche, die später im Beruf lange stehen oder sich belasten müssen, sollte doch die Gesundheitserziehung rechtzeitig Hilfen bieten. Ein „schöner Gang" ist nicht eine Frage der Ästhetik, sondern auch eine wichtige Fußaktivierung. Aber dazu müssen die Erziehenden und die Lehrenden Kenntnisse besitzen, die auch über Biologie- oder Physikunterricht logisch zu vermitteln wären, nur werden sie selten in einem Lehrplan berücksichtigt. Deformitäten des Fußes, Verkrümmungen der Zehen, Schwielen, Fußleiden aller Art bis zum schmerzenden Stehen und Gehen werden fast als normal verstanden. Dabei brauchte der Fuß bis zum letzten Lebenstag kein „Schmerzenskind" zu werden, sondern könnte befähigen zur selbständigen Fortbewegung. *Für eine notwendige Selbsthilfe ist es nie zu spät.*

Fußschwächen

Jede Art von Fußschwäche bewirkt folgerichtig eine Haltungs- und Bewegungsschwäche. Man kann Kinder noch so oft auffordern: „Halte dich besser!" oder „Lauf nicht so krumm!", das Kind kann sich nicht anders halten, es kann nicht besser laufen, solange ihm die Fußkraft zum Abfedern seines Körpergewichts fehlt. Wer einmal mit einer schmerzenden Fußwunde gehen mußte, weiß, wie man, um den Schmerz auszugleichen, unwillkürlich mit verkrampften Schultern geht. Aus der anfänglichen Schonhaltung wird eine dauernde Fehlstellung. Der Mensch ist immer bemüht – ob bewußt oder unbewußt –, sich seiner Schmerzen zu entziehen; er geht auswärts gerichtet oder kantet den Fuß, er läßt die Schwielen herausschneiden, er läßt sich Einlagen verschreiben, nur das eine, das allein helfende Mittel, erprobt er selten – nämlich die geschwächte Muskelkraft wieder zu stärken.

Im menschlichen Organismus greift immer eine Teilfunktion in die andere, eine geminderte Leistung behindert andere und umgekehrt, der Ausgleich einer Schwachstelle wirkt sich positiv auf andere aus.

Die Fußleistung wird, wie wir darstellten, gekennzeichnet durch Längs- und Quergewölbe und durch die Fußverwringung. Dieses Erscheinungsbild verändert sich bei Fußschwächen. Je nach Verlagerung der normalen Stellung der Skelett-Teile und je nach verminderter Muskelfunktion werden die Fußschwächen gekennzeichnet.

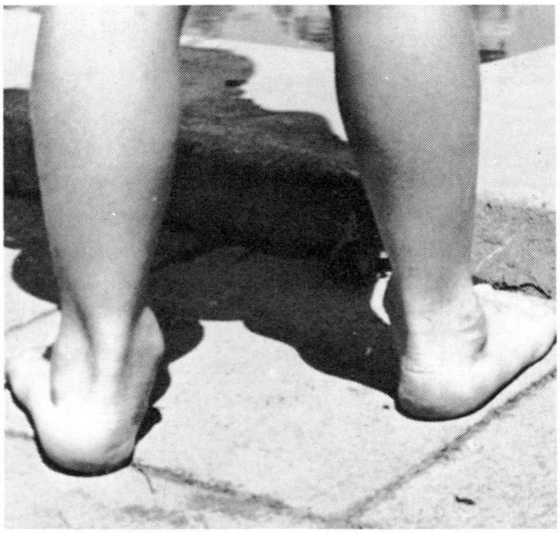

Typischer Knicksenkfuß (Abb. 29)

Der Knicksenkfuß

Vom *Senkfuß* sprechen wir, wenn der Fußinnenrand unter Belastung nachgibt, das Längsgewölbe senkt sich. Als *Knickfuß* erscheint dieser Senkfuß durch das „Einknicken des Rückfußes nach innen" (MAIER), besonders anschaulich von rückwärts an dem Knick der Achillessehne zu erkennen (Abb. 29).

„Knickfuß und Senkfuß sind Bezeichnungen für denselben Vorgang. Daher kann zusammenfassend von der Fußsenkung zum Knicksenkfuß gesprochen werden" (MAIER). Bei Belastung liegt als Folge der Muskel- und Bänderschwäche die Fußsohle flach am Boden auf, das läßt sich auch beim Fußabdruck erkennen. Dagegen bedeutet ein flaches Gewölbe mit funktionstüchtigem Band- und Muskelapparat noch keine Fußschwäche, wenn keine Leistungsminderung vorliegt. Abdrücke von Füßen südamerikanischer Indios, die barfuß laufend weite Wegstrecken über 100 km täglich zurücklegen, zeigen zwar einen flachen

Dreijähriger und seine tägliche Fußgymnastik (Abb. 30, 31, 32) ►

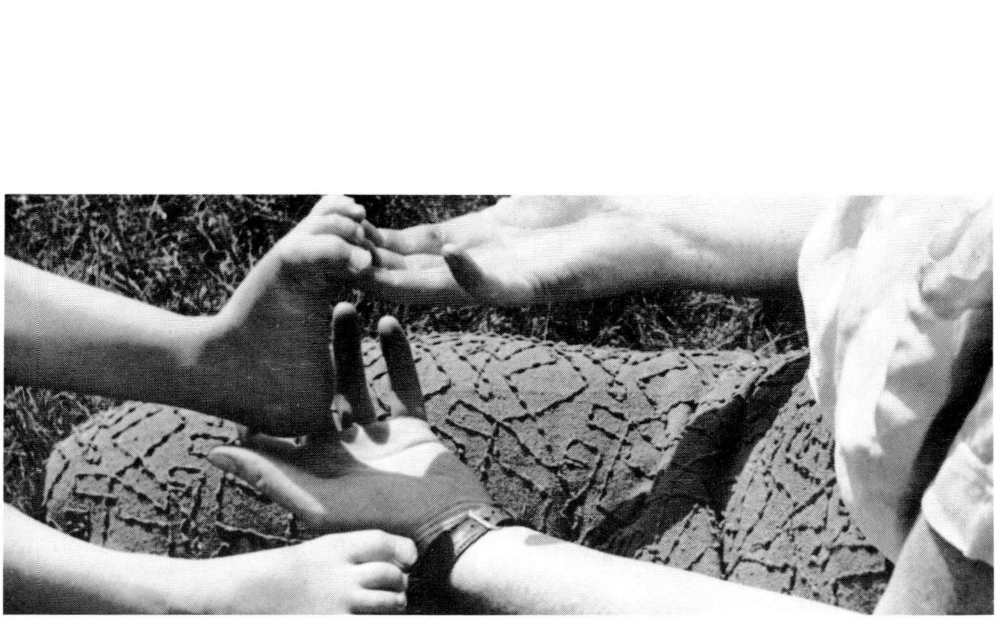

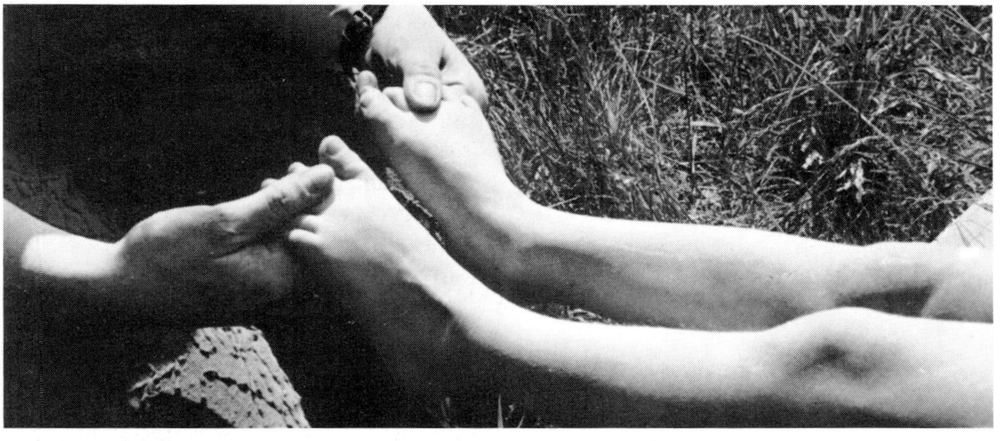

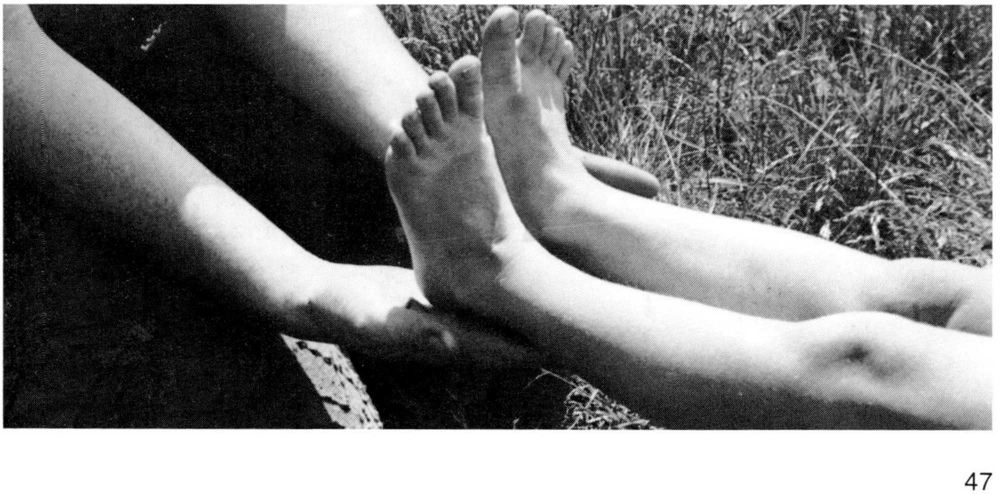

Fußabdruck, aber mit einer starken Muskelschicht bedeckt, also außerordentlich funktionstüchtig. Das Kriterium des schwachen, funktionsbehinderten Senkfußes ist auch seine schwammige, weiche Form. Auch hierbei muß wieder geprüft werden: „Kann sich das Kind aus der Knicksenkfußstellung in den Hochzehenstand mit voller Belastung des Großzehenballens aufrichten, ist alles in Ordnung. Gelingt das nicht, so liegt eine Störung vor . . ." (MAIER). Es kommt immer auf die Leistungsfähigkeit des Fußes an. Der „Knick" nach innen erscheint als Folge des Nachgebens im unteren Sprunggelenk.

Zusammengefaßt sind die wesentlichen Merkmale für den Knicksenkfuß:
„Der Fuß liegt mit der ganzen Sohle auf dem Boden. Das innere Längsgewölbe ist abgeflacht. Die Zehen sind meist unbeweglich, die Zehenbeuger untätig: sie sichern und fördern nicht die Standfestigkeit und Bewegungsfähigkeit[11]."

Der Spreizfuß

„Unter einem Spreizfuß verstehen wir einen Fuß mit auseinandergespreizten Mittelknochen und abgeflachter oder voll durchgesunkener Querwölbung" (MAIER). Oft kommt es durch den Dauerdruck der durchgesunkenen Knochen zu einer Verdickung der Haut als Abwehr und Ersatz der fehlenden Muskeln. Diese „Schwielen" sind Merkmal einer vorhandenen Fußschwäche, und es hilft nichts, sie zu entfernen. Sie entwickeln sich wieder, solange nicht die Schwäche, die mangelnde Muskelfunktion, behoben wird. Die Kraft der kurzen Fußsohlenmuskeln, der kurzen und langen Zehenbeuger einschließlich der Wadenmuskeln sichern die notwendige Querverspannung.

„Mit dem Spreizfuß gehen regelmäßige Zehenfehlstellungen einher. Man spricht je nach Art der Abweichung von Hammerzehen" (MAIER). Die Zehen sind dabei unbeweglich und in Beugestellung fixiert. Damit fehlt dem Fuß die notwendige Geschmeidigkeit und Elastizität beim Gehen und Laufen.

Zusammengefaßt sind die wesentlichen Merkmale für den Spreizfuß:
„Die Quergewölbe sind abgeflacht." Dadurch erscheint der Vorfuß unnatürlich breit. „Schwielenbildung auf der Sohle zwischen Großzeh- und Kleinzehballen ist typisch[12]."

Der Großzehenschiefstand (hallux valgus)

Jede Fußschwäche wird beeinflußt oder sogar hervorgerufen durch falsche Schuhbekleidung, ganz besonders gilt das für den Großzehenschiefstand, da die meisten Schuhe die Abspreizfähigkeit des Großzehs nicht berücksichtigen. Sie laufen in der Mitte spitz zu und verdrängen dadurch den Großzeh aus seiner geraden Führung nach außen zum Fußrand hin. „Die Schiefzehe, der Hallux valgus, ist eine Großzehe mit hochgradiger Abweichung nach außen" (MAIER). Der Abspreizer der Großzehe ist geschwächt, er funktioniert nicht im Sinne der „geraden" Führung. Dadurch verdickt sich der nach innen vorspringende Kopf des ersten Mittelfußknochens (Abb. 24). „Hier kommt es zu Durchblutungsstörungen und Empfindlichkeit gegenüber Nässe, Kälte und Druck. Es wird auch von Frostballen gesprochen" (MAIER). Die Schiefzehe ist nicht nur schmerzhaft, sondern sieht immer häßlich aus. Sie behindert die gesamte Fußfunktion. Die Strahleneffektivität der Zehen ist gestört, sie können den Fuß nicht mehr „einstimmig" vom Boden abdrücken in die Aufwärtsbewegung. Damit verringert sich die Verwringung und legt Teile der Fortbewegung, der elastischen Federung, lahm. Durch systematische Übung des Großzehenabspreizens, zum Beispiel mit Hilfe eines Gummibandes (Weckring), das um beide Großzehen geschlungen wird und den Abstand allmählich erweitert, kann der Schiefstand ausgeglichen werden (Abb. 55).

Zusammengefaßt sind die wesentlichen Merkmale des Großzehenschiefstandes:

Er „tritt häufig in Verbindung mit dem Spreizfuß auf. Die Großzehe ist zur Fußmitte hin verdrängt, und die Großzehengrundgelenke sind schlecht beweglich. Das Großzehengrundgelenk tritt zum Ballenfuß heraus. Dauernder Druck und Reibung führen zu schmerzhaften Entzündungen[13]."

Jede dieser Fußschwächen kommt auch in Kombinationen vor, und jede der Fußschwächen wirkt sich im Sinne einer negativen Kette auf Haltungsaufbau und Bewegung aus: X-Beine, Beckenkippung, Lordosierung der Wirbelsäule u.a.

Testübungen für „Haltekraft" und „Schnellkraft" für 8- bis 10jährige

1. Einbeiniger Hochzehenstand (10 sec): Haltekraft der Fuß- und Beinmuskulatur. Die Übung wird rechts und links ausgeführt. Notfalls kann eine Gleichgewichtshilfe gegeben werden durch Abstützen auf einer Stuhllehne, an einer Wand, mit Hilfe eines Partners.

2. Schnelle Strecksprünge aus der tiefen Kniebeuge (10mal); *Schnellkraft* der Fuß- und Beinmuskulatur.

3. Schlußsprünge: Schnellkraft der Fuß- und Beinmuskulatur. Nach den Ergebnissen des Internationalen Standard-Fitneß-Test (1974) kann eine Weite von 1,30 m als durchschnittliche Leistung der 8jährigen angesehen werden.

4. Dehnung und Beweglichkeit: Fersensitz mit gestreckten Füßen, so daß der Fußrist flach auf dem Boden anliegt. Eine Verkürzung der langen Zehenstrecker ist erkennbar, wenn der Fußrist nicht flach aufliegt[14].

Für Erwachsene empfiehlt sich folgende Selbstkontrolle:

1. Hochzehenstand (10 sec) und anschließend langsames Heben aus der Grundstellung in den Hochzehenstand (10mal) – *Fußgewölbestützkraft*

2. Langsames Senken aus der Grundstellung in die tiefe Kniebeuge und wieder aufrichten (5mal) – *Beinkraft*

3. Schnelles Abfedern aus der Grundstellung mit Zehenabdruck, Schlußsprünge, evtl. auch in Verbindung mit dem Sprungseil: Seilspringen (10mal) – *Schnellkraft*

4. Fersensitz aufrecht sitzend auf den gestreckten Unterschenkeln, Fußrist liegt flach auf dem Boden, Auf- und Abfedern – *Dehnfähigkeit/Elastizität.*

X- und O-Beine der Kleinkinder

Erwähnt werden sollen Veränderungen des noch nicht voll entwickelten Fußes, denn immer wieder wird gefragt: „Was ist mit den X- und O-Beinen der Kleinkinder?" Wir zitieren als besten Experten auf diese Frage die Antwort von E. MAIER:

„Jedes Neugeborene kommt scheinbar mit O-Beinen zur Welt. In Rückenlage fallen die Knie noch nach außen, die Fußsohlen sind einander zugewandt, und die Unterschenkel beschreiben eine leichte Krümmung mit der Öffnung nach innen. Dieses sog. normale Säuglings-O-Bein bleibt bis in das zweite Lebensjahr erhalten. Mit der Aufrichtung vollzieht sich aber auch ein Wandel im Hinblick auf Ober- und Unterschenkel. Es kommt zu einer Fortsetzung der sog. Torsionsvorgänge, die bereits in der Embryonal-Entwicklung begannen. Der Oberschenkel macht eine sog. umwegige Entwicklung durch: die Torsion des Knochens folgt bis zur Aufrichtung einer Innendrehung, nach der Aufrichtung einer Außendrehung. Nur bei erheblichen Abweichungen muß der Facharzt einschreiten. Das gleiche gilt für den Unterschenkel, der allerdings keine umwegige Entwicklung durchmacht, sondern sich von der vorgeburtlichen Zeit an auf dem Wege Außendrehung befindet. Mit der Außendrehung, insbesondere des Schienbeinknochens, dreht sich auch die Knöchelgabel mit. Diese Außendrehung der Knöchelgabel führt vom Kleinkind- zum Schulkindalter zur Aufrichtung des Fußes. Die Senkung des Kleinkindfußes ist also nicht nur die Folge der Weichheit und Lockerheit seiner Gewebe, sondern auch der noch nicht ausreichenden Außendrehung der Knöchelgabel. Diese Torsionsvorgänge im Bereich des Ober- und Unterschenkels halten bis in das zweite Lebensjahrzehnt an[15]."

MAIER schreibt weiter: „. . . warum nicht alle Kleinkinder ein ausgeprägtes X-Bein entwickeln, wissen wir nicht."

Aus unserer Erfahrung sollte man prüfen, ob die Kinder mit Schwimmübungen ab 2. Lebensmonat ohne X-Beinform aufwachsen, denn sie strecken sich im Wasser vollständig und üben dadurch auch ihre Gesäßmuskeln, die zur Außenrotation des Beines beitragen. Wir konnten diese vollständige Beinstreckung, die sich bis zur Fußspitze erstreckt, bei zwei Monate alten Säuglingen im Film nachweisen[16]. Wenn Kinder nur in Rückenlage in den ersten Lebensmonaten aufwachsen, fehlt ihnen diese Kräftigung der großen Gesäßmuskeln und die Fußkräftigung

durch Abstoß in der Bauchlage im Wasser, die zur Fußformung beiträgt.
Im 1. Lebensjahr wirkt sich also die Muskel-Kettenreaktion durch Schwimmen auf die Fußkraft aus. Es wird wahrscheinlich vom Elternverhalten abhängen, ob Kleinkinder ein X-Bein noch im 2. Lebensjahr zeigen oder nicht: ob Eltern ihre Kinder schon im 1. und 2. Lebensjahr systematisch, z.B. durch Schwimmen, fördern[17].
Zeiten schnellen Längenwachstums können Zeiten besonderer Gefährdung der stützenden Muskeln sein. Die Widerstandskraft vermindert sich z.B. durch das in die Länge „schießen". Kinder mit normalen und kräftigen Füßen klagen jetzt plötzlich über Fußschmerzen. Sie haben „alle Schuhe ausgewachsen". Ihr Fuß hat sich in kurzer Zeit sehr gestreckt. Die Muskulatur hat sich dadurch gedehnt, und das Dickenwachstum hat mit dem Längenwachstum nicht Schritt gehalten. Es ist keine Seltenheit, daß Füße von Kindern im 11. und 12. Lebensjahr voll ausgewachsen sind mit Schuhgrößen 39 bis 40 oder mehr.
Diese geschwächten Füße bedürfen einer gezielten, sorgsam dosierten Muskelarbeit. Auch nach längerem Krankenlager ist die Muskulatur durch Nichtgebrauch geschwächt. Viele erst später spürbare Fußschwächen sind auf Überbeanspruchung in Zeiten geringerer Widerstandsfähigkeit zurückzuführen. Das gilt vor allem für Krankheiten, die eine Stoffwechselstörung für den wachsenden Organismus mit sich bringen. Oft führen leichtere Fälle, die nicht rechtzeitig erkannt werden, zu Spätschäden.

Selbstentwickelte Fußspiele eines Einjährigen mit seinem achtjährigen Bruder (Abb. 33)

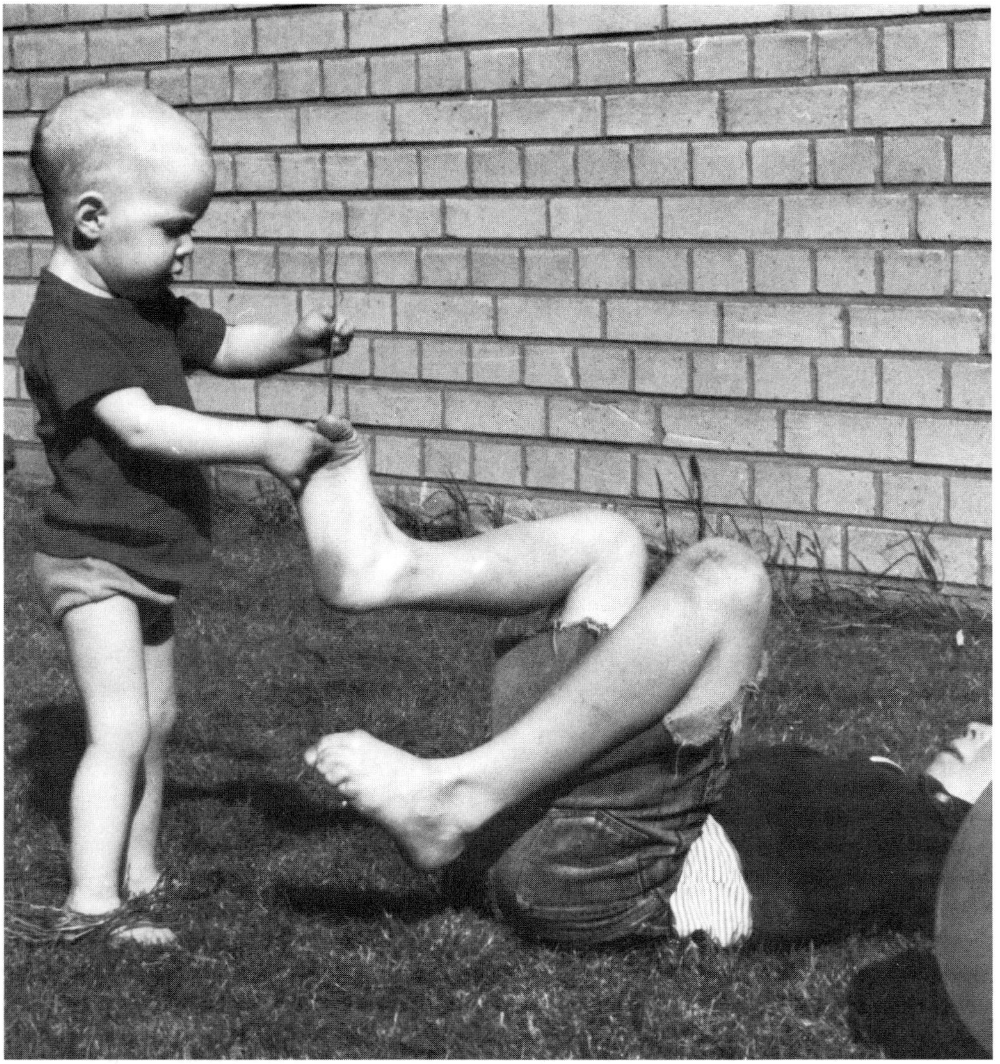

Fußkräftigung und Ausgleichsgymnastik

Zur Methodik

Ziel einer systematischen Fußgymnastik ist die volle Funktion des Fußes im Hinblick auf

- seine Stütz- und Standfestigkeit,
- seine Elastizität, Beweglichkeit und Sprungfähigkeit.

Das Neugeborene zeigt greiffähige Zehen und klammert sich mit ihnen fest um einen Halt wie mit seinen Fingern (Abb. 1, 2). Der Säugling zeigt bei der Geburt Lauf-, Kletter- und Schwimmbewegungen mit ähnlicher Motorik und entwickelt diese Bewegungen systematisch weiter, wenn sie geübt werden. Das Streichen und Berühren der Fußsohle löst einen Reflex der Zehenbeuger aus, der bei systematischer Übung zu einer bewußten Reaktion des Zugreifens und Umfassens mit den Zehen überführt.

Fußgymnastik beginnt also am ersten Lebenstag, um die vorhandene Greiffähigkeit zu erhalten und die dabei aktiven Muskeln so zu kräftigen, daß sie später in der Lage sind, das vermehrte Körpergewicht zu tragen. Bewegungen im Wasser und Kriechen sind die beste Vorbereitung auf die aufrechte Haltung, die durch die Fuß- und Beckenaufrichtung für den Menschen eine fortwährende Aufgabe bedeutet.

Der Säugling sollte in seiner Fußbeweglichkeit so wenig wie möglich eingeengt werden und keine festgestrickten Strümpfe oder festsitzende Schuhe tragen – außer zum Schutz gegen Kälte und Nässe.

Barfußlaufende Kinder entwickeln gesunde Füße und einen sicheren Haltungsaufbau gegenüber den schuhtragenden. Dabei ist das Barfußlaufen vor allem auf unebenem Boden, auf Gras, Kieselsteinen und federndem Waldboden stimulierend, denn die vielgliedrige Fußstruktur muß sich dabei beweglich dem Boden anschmiegen.

Fußübungen können nur barfuß voll wirken, am besten in Verbindung mit Fußbad, Bürsten und Massieren.

Fußübungen müssen täglich einige Minuten durchgeführt werden, morgens und abends innerhalb des An- und Auskleidens, mehrfach am Tage „zwischendurch" und innerhalb der Alltagsbewegungen. Je besser die Fußmuskulatur durchblutet wird, um so wärmer und straffer fühlt sich der Fuß an. Kalte Füße sind Folgen mangelnder Durchblutung und deuten auf eine Kreislaufschwäche.

Sinnvolle Aufgaben, die der Übende selbst kontrollieren kann, ersetzen mehr und mehr abstrakte Programme. Mit Phantasie und Einfallsreichtum können Kinder und Erwachsene Fußü-

bungen zu einem Spiel machen, das auch innerhalb einer Gruppe, miteinander oder im Wettbewerb zum systematischen Üben anregt (Abb. 33, 34). Es kommt auf das Verständnis und die konzentrierte Ausdauer des Übenden beim Üben an.
Fußgymnastik verlangt nach Anwendung. Das Gelernte muß in jeder Fortbewegung sichtbar angewandt werden. Fußübungen beziehen sich deshalb nicht nur auf spezielle Übung der Greif-, Spreiz-, Stütz- und Federungsfähigkeit, sondern auch auf die Alltagsbewegung und den Sport: das Laufen, Springen, Radfahren. Eine richtig angewandte Fußgymnastik zeigt sich vor allem im Alter: ob das elastische Gehen, Laufen oder Federn ungestört beibehalten wird, oder ob statt dessen Steifheit und Ungelenkigkeit den älteren Menschen in seiner Fortbewegung behindern.
Fußgymnastik ist darum immer ein Teil einer Gesamtkräftigung, insbesondere der Herz-Kreislauf-Stoffwechselanregung. Man darf sie nicht als isolierte Maßnahme betrachten, sondern sollte sie in ihrem Zusammenhang erkennen. Ohne Verständnis für die ineinandergreifende Wirkung von Fuß-Bein-

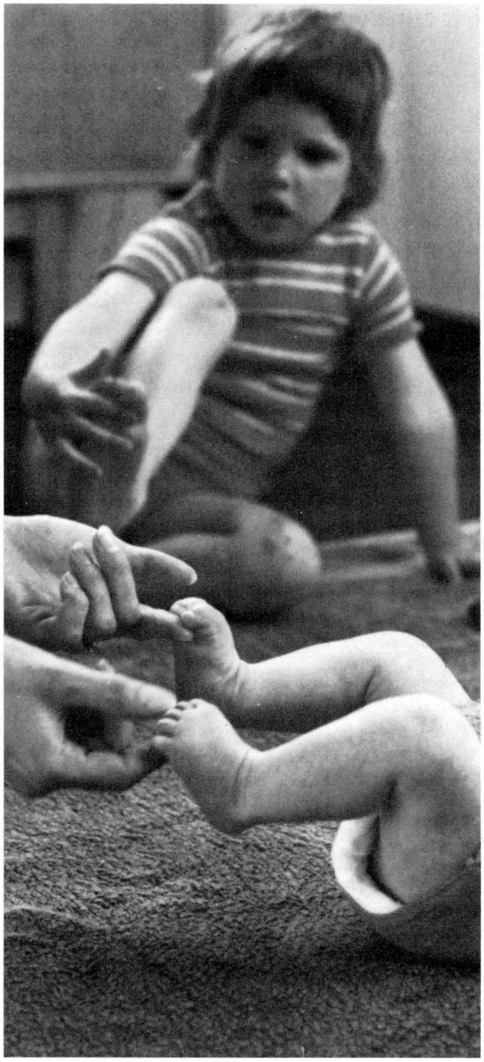

Spiel der Mutter mit dem Säugling (Abb. 34) ►

Rumpfmuskelübung werden Fußübungen oft unsachgemäß ausgeführt. Eine falsche Belastung des Fußes z. B. beim Hoch- und Tieffedern, Hüpfen oder Springen schwächt das Fußgewölbe. Wenn Kinder beim Springen, z. B. auf dem Trampolin, dauernd mit eingeknickten Füßen aufspringen, schaden sie ihren Füßen. Es sollte darum zuerst das richtige Ab- und Aufspringen mit Aktivität der Zehen kontrolliert werden. Diese Aktivität muß regelmäßig unbekleidet beim Üben beobachtet werden und Fehler in der Bewegung erkannt und beseitigt werden.

Besonders wirkungsvoll ist das Barfußüben auf verschiedenen Bodenflächen: ebenen und unebenen, auf Holz-, Gras- oder Waldboden. Ungeeignet sind harter Steinfußboden oder kalte Fußböden. Regelmäßiges Barfußüben trainiert den Fuß auch für kühle Witterung, zum Beispiel für einen *Lauf im Schnee,* aber dieser Reiz wirkt nur *kurzzeitig* belebend. Der Fuß darf nicht auskühlen und frieren. Erkältungen stellen sich nur ein durch auskühlendes Herumstehen oder längeres Ausharren in nasser Schuhbekleidung.

Fußgymnastik muß eine Art Spiel bedeuten mit Spaß an der zunehmenden Beweglichkeit, am lebendigen Spiel der Zehen, am guten Funktionieren der Gelenkbewegungen. Die nüchterne Wiederholung von Beugen, Strecken, Kreisen, Drehen, Wippen, Federn wird abwechslungsreich durch Spiele mit Tüchern, Murmeln, Bällen, Seilen, Zerreißen von Papier oder Schreiben mit den Zehen. Mit dem wachsenden Verständnis für eine gute Funktion und die Ästhetik eines formvollendeten Fußes steigert sich auch die Bereitschaft, täglich intensiv etwas für die Füße zu tun. *Auf diese Motivierung kommt es an* – sie sollte nicht erst durch Fußschwächen und Verformungen hervorgerufen werden.

Fußgymnastik als täglich wiederkehrende Aufgabe wie Händewaschen oder Zähneputzen fängt im ersten Lebensjahr in der Familie mit dem Kleinkind an. Sie sollte im Kindergarten fortgesetzt und in der Schule regelmäßig Teil des Sportunterrichts sein. Fußgymnastik muß zur täglichen Gewohnheit werden, ganz besonders später im Berufsleben bei Arbeiten im Stehen und dauernder Vollbelastung der Füße. *Bis ins hohe Alter kann der Mensch seine Füße in idealer Form erhalten und* gebrauchen. Ich sah, wie z. B. Japaner in der Arbeitspause oder auf dem Flughafen die Schuhe abstreifen und schnell einige Fußübungen: Heben, Senken, Drehen, Kreisen der

Füße ausführen. Auch der sogenannte „Schneider"- oder Buddha-Sitz, wie er bei asiatischen Völkern zum täglichen Leben gehört, ist Fußgymnastik. Er unterstützt die Beweglichkeit der Fußgelenke. Vor allem sind auch japanische Schuhe und Strümpfe mit dem ähnlich wie beim Fingerhandschuh separierten Fach für die Großzehe funktionell vorbildlich. Sie werden mehr und mehr durch europäisches Schuhwerk mit seiner fußverbildenden Form verdrängt.

Fußgymnastik muß nicht nur reizvoll sein, sie muß auch systematisch aufgebaut und gesteigert werden. Beim Malen oder Zeichnen, beim Sprechen oder Schreiben wird Genauigkeit und exakte Ausdrucksweise erwartet, warum nicht auch bei der so wichtigen Körperkontrolle? Warum begnügt sich hierbei der Lehrende oder Übende oft mit einer oberflächlichen oder sogar falschen Arbeitsweise? Das „Gehen auf den Außenkanten", die Belastung mit erhobener Innenkante des Fußes oder ohne Zehenabdruck ist ebenso ein Fehler wie etwa wenn Kinder beim Radfahren, beim Steigen auf eine Leiter nur mit dem Mittelfuß zufassen. Schon Kinder sollten sich gegenseitig beobachten lernen: ob der Fuß z. B. in der Bewegung voll eingesetzt, beweglich abgewickelt oder nur teilweise mitbewegt wird.

Der Wirkungsgrad einer Fußgymnastik hängt nicht nur von der Sorgfalt, sondern auch von der Intensität der Beanspruchung ab. Nur wiederholte, kurzdauernde, aber intensive Reize bewirken die notwendige Kräftigung oder die Dehnung verkürzter Muskeln. Grundsätzlich gilt besonders für Erwachsene und Fußschwache: zuerst unbelastet üben, dann belasten. Zuerst z. B. Fußkontrolle im Sitz, Kniestand, Vierfüßlerstand oder zuerst Stützsprünge, bevor das freie Federn, Hüpfen und Springen ausdauernd geübt wird. Bei allen freien Sprüngen sollte zuerst die Elastizität des Aufsprungs, „leise" springen, als Sicherungsgrad für die Unschädlichkeit größerer Sprungleistungen geprüft werden. Nur so lange und so hoch springen lassen, wie das Kind elastisch-federnd ab- und niederspringt. *Von Fußschwachen verlange man nur ihrer Kraft entsprechende Leistungen,* die langsam gesteigert werden können.

Differenzierte Aufgaben sind notwendig, z. B. verschiedene Höhen oder Weiten beim Springen. Die Aufgabe muß der individuellen Belastungsfähigkeit entsprechen. *Niemals im Zustand der Ermüdung Fußleistungen verlangen.* Verletzungen sind oft nur Folge von Überanstrengung. Intensive Sprungleistungen sind grundsätzlich

nur kurze Zeit zu fordern. Je schwerer das Körpergewicht eines Springers, desto sorgsamer sei auch die Vorbereitung auf das Springen. Fußschwache sollten möglichst wenig stehen. Das Entlasten, Hinlegen, Ausschütteln der Beine und Füße, das Entspannen der Muskeln ist Teil der notwendigen Fußerholung.
Neben speziellen Fußübungen sollten innerhalb jeder Unterrichtseinheit auch *allgemeine Hinweise für den richtigen Fußgebrauch im Alltagsleben* gegeben werden: für das Stehen, Gehen, Laufen, Heben, Tragen, Klettern.
Fußgymnastik innerhalb einer allgemeinen Sportstunde kann auch als entlastende Ruhezeit in den Ablauf eingefügt werden, z. B. zwischen Sprungseilübungen, Ballspiel, Kastensprüngen. Das benutzte Gerät kann dabei gleichzeitig einer gezielten Fußgymnastik dienen. Der Fuß sollte immer warm, gut durchblutet sein, wenn er übt, darum sind Fußübungen inmitten einer Sportstunde wirkungsvoller als zu Beginn oder zum Abschluß.

Zur Organisation

Für jedes Üben gilt die Regel: alle Muskeln müssen warm und locker, gut durchblutet sein. Verletzungen entstehen durch:

- Abkühlung und dadurch gebremste Kreislauftätigkeit,
- Übermüdung und dadurch verminderte Reaktion,
- Fehlbelastung und dadurch Überbelastung.

Fußgymnastik benötigt einen warmen Fußboden. Ein warmer, elastischer Holzfußboden ist gut geeignet, evtl. bei härterem Boden eine Fußmatte, eine flache Schaumgummi-Unterlage oder Teppichboden. Solange die Füße sich intensiv bewegen, bleiben sie warm, auf kühlem Boden darf nicht herumgestanden werden.
Innerhalb der Fußgymnastik *wechseln intensive Anstrengung und Erholung,* Spannung und Entspannung der Muskeln. Dehnübungen erfolgen langsam und zügig, nicht ruckhaft und zerrend. Der Ansatz der Sehnen, der Übergang vom Muskel zu den Sehnen, die am Knochen ansetzen, muß gut durchblutet werden durch den Dehnprozeß.
Nach längerer Beanspruchung der Fuß- und Beinmuskeln im Laufen oder Springen erfolgt *möglichst eine Entla-*

stung in Rückenlage: vibrierend die senkrecht gehaltenen Beine durchschütteln mit beweglichen Füßen. Diese Entspannung unterstützt den Venenkreislauf, den Rückfluß des venösen Blutes, und damit den Abtransport der Ermüdungsstoffe. Bei entsprechender und ausreichender systematischer Entlastung und Lockerung der Muskeln entwickelt sich kein Muskel-„Kater", d.h. schmerzhafte Stauungen, Verkrampfungen durch unbewältigte Ermüdungsrückstände; Anhäufung von Stoffwechselend- und -zwischenprodukten (Kohlensäure, Milchsäure, Phosphorsäure, Kreatin u.a.) im Muskelgewebe.

Fußgymnastik verlangt eine sichere Kontrolle einer funktionell richtigen Ausführung. Wenn wiederholt ohne Fußfederung aufgesprungen wird oder beim Ab- oder Aufspringen nur die Fuß-Innenseite belastet wird (Innenknickung), versagen die Fußgewölbe und die Fehlbelastung schädigt den Fuß. Es kommt also nicht nur darauf an, zu hüpfen oder zu springen, sondern „richtig" dabei den Fuß zu belasten, das bedeutet, mit Zehenabdruck und beweglicher Abwicklung und Verwringung.

Die folgenden Übungsbeispiele sind in drei Gruppen eingeteilt:

- Beispiele für Kräftigung der Zehen-, Fuß- und Beinmuskeln zur Entwicklung von Stützkraft und Standfestigkeit.
- Beispiele für Dehnung der Zehen-, Fuß- und Beinmuskeln zur Entwicklung der Elastizität und Federungsfähigkeit.
- Beispiele für die Steigerung der Lauf-, Hüpf- und Sprungleistung.

Diese Aufgaben ergänzen sich, sie bilden keine Reihenfolge, sondern ein Gesamtkonzept, Kräftigung und Dehnung werden im Wechsel geübt, auf jede größere Anspannung folgt eine entspannende und lockernde Übung. Jedes Beispiel sollte abgewandelt und gesteigert werden durch Veränderung und Erschwerung der Aufgaben.

Die hierbei verwandten Geräte sind überall zu beschaffen. Murmeln, Kastanien, Steinchen, Tücher, Stäbe, Seile oder auch Bänke, Matratzen, Schaumgummiunterlagen können in jedem Haushalt, in jeder Stadt- und Landschule, in jedem Kindergarten besorgt werden. Die verwendete Leiter ist eine gewöhnliche rundsprossige Holzleiter; der runde Balken ist ein Baumstamm von ca. 3–4 m Länge, 8–9 cm Durchmesser (je dünner der

Stamm, desto wirksamer ist die Fußarbeit darauf). Der Stamm wird entrindet, abgehobelt und auf zwei Ständer gelegt. Durch Zapfen oder Einkerbung wird ein Rollen des Stammes auf dem Ständer verhindert. Die Leiter läßt sich schräg in den hochgelegten Balken eingehängt oder waagerecht zwischen zwei Balken verwenden. Dieses Gerät ist bei der Firma Turnmeyer/Hagen als „Modell Sporthochschule" zu erhalten.

Beispiele für Kräftigung der Zehen-, Fuß-, Beinmuskeln zur Entwicklung von Stützkraft und Standfestigkeit

Allgemeine Hinweise:
Bei der Kontrolle und der Übung der Zehenbeugemuskeln müssen die Zehengrundgelenke am Boden aufliegen, um keine Beweglichkeit der Zehenzwischengelenke vorzutäuschen.
Das Beugen und Strecken der Zehen sollte *zuerst im Sitzen, dann im Stehen* als „Zehenspiel" geübt werden: auch als Vorrutschen (Raupengang) oder „Klavierspiel", damit die einzelnen Zehen im Wechsel reagieren lernen.
Das Tempo sollte oft verändert werden: langsam oder schnell und mit Gegendruck auf den Boden, oder locker und gelenkig.
Viele Wiederholungen sind notwendig, auch zusätzliche Hilfe mit den Händen bei sehr unbeweglichen Zehen. Das Spreizen der Zehen erfordert Geduld, besonders das Abspreizen der Großzehe.
Für Stand, Stützfähigkeit und Fortbewegungen muß die Zehen-„Kontrolle", das aktive Klammern und Abdrücken, zur Gewohnheit werden.
Der sichere Hochzehenstand und Kniebeugen sind informative Selbstkontrollen, ob die Stütz- und Standfestigkeit erreicht wurde.

Beispiele für Fußübungen im Sitzen:

Stütz der Hände auf dem Boden erleichtert zu Beginn die Haltearbeit des Rumpfes. Auf eingerollte Arme und Hände ist zu achten. Stütz mit X-Armen, verkrampfte oder hochgezogene Schultern verhindern eine wirkungsvolle Fußgymnastik. Freie, lockere Kopfhaltung und aufgerichteter Rumpf unterstützen den Haltungsaufbau.

- Kleine Gegenstände: Kienäpfel, Murmeln, Steine, Holzklötzchen, Tücher mit Hilfe der Zehen vom Boden hochheben und wieder niederlegen (Abb. 35)
- dasselbe, aber über ein Hindernis, einen Stab, rechts und links im Wechsel: der eine Fuß legt hin, der andere Fuß hebt an und umgekehrt
- Übergeben eines Gegenstandes mit den Füßen an einen Partner
- mit einem Stäbchen oder Stift zwischen großem Zeh und zweitem Zeh am Boden auf Blatt oder in den Sand schreiben (Abb. 36)
- mit dem gleichen Zangengriff eine Medizinflasche hochheben und vorsichtig niedersetzen

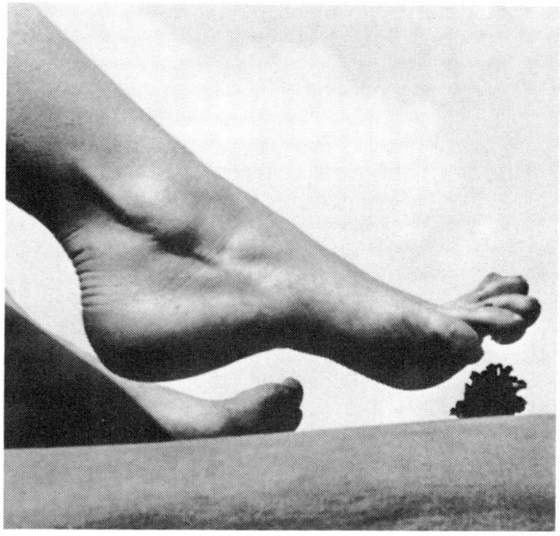

Bewegliche Zehen beim Aufheben eines Kienapfels (Abb. 35)

Zangengriff beim Schreiben mit einem Stäbchen im Sand (Abb. 36) ►

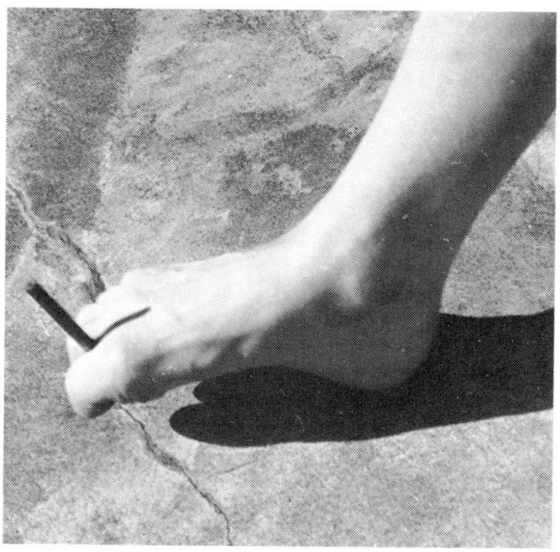

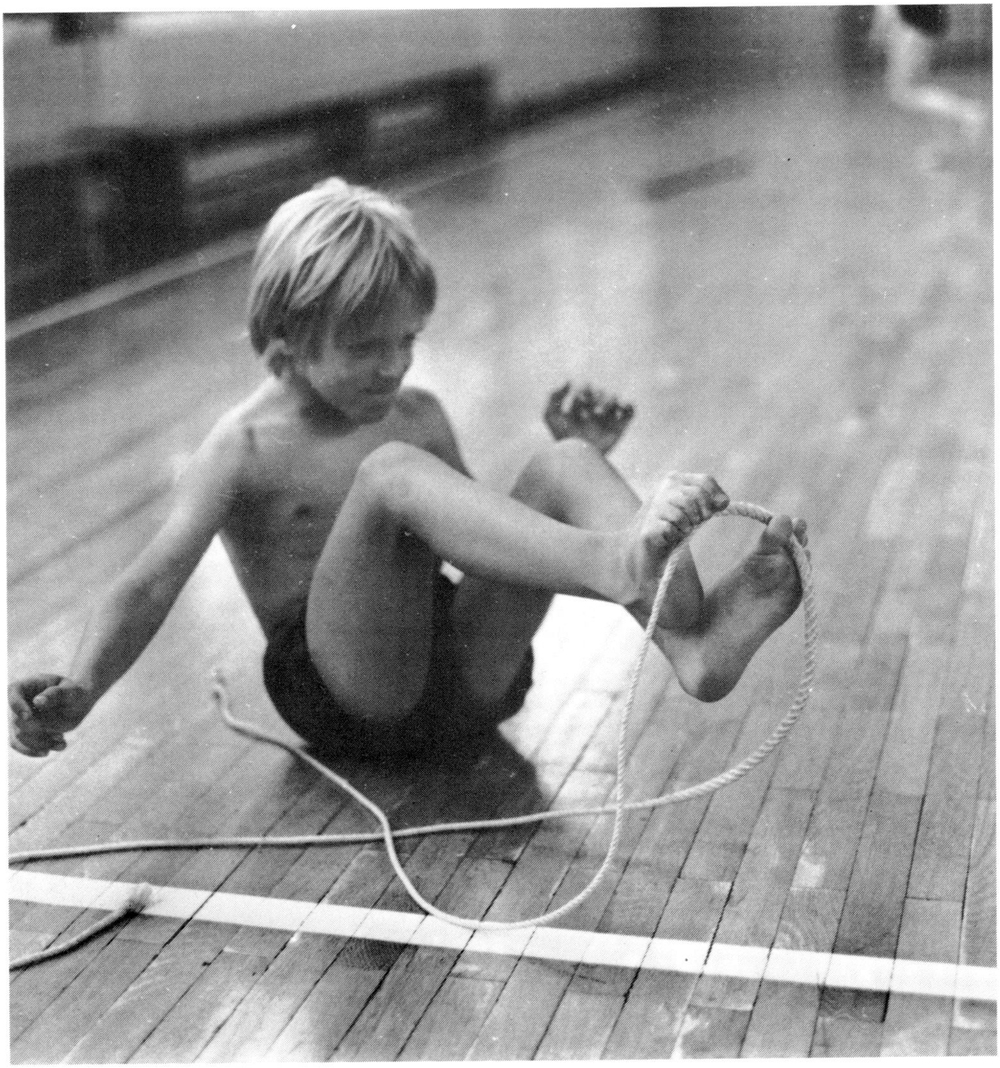

- Sprungseil mit den Zehen fassen, hochheben (Abb. 37) und hochwerfen oder mit dem gefaßten Seil sich drehen im Sitz; allerlei andere Kunstfertigkeiten versuchen
- mit beiden Füßen einen Bogen Papier in kleine Stücke zerreißen
- mit beiden Füßen versuchen, eine Kordel zu einem Knoten zu schlingen
- mit beiden Füßen einen Ball umklammern, hochheben, niederlegen, hochwerfen – fangen
- mit beiden Füßen den Ball hochwerfen und mit den Händen fangen und umgekehrt
- mit den Füßen einen Ball vor- und zurückrollen, im Wechsel so schnell wie möglich
- den Ball in der Luft über Fußrist und Fußsohle um die Füße herumrollen, ohne ihn fallen zu lassen
- den Ball vorrollen und dem Ball nachwandern durch abwechselndes Anheben der Hüften (Abb. 38)

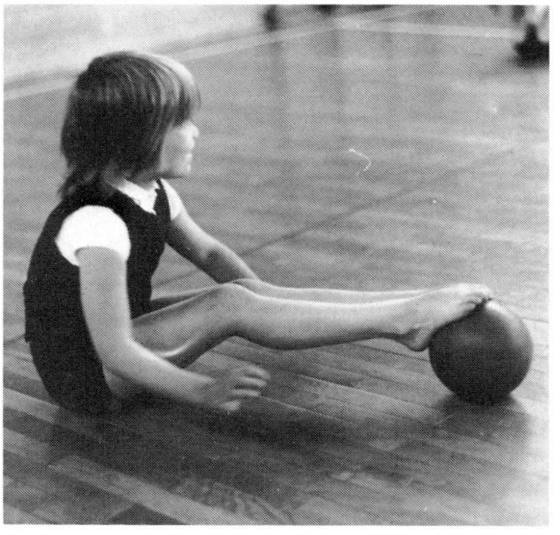

Ball vorrollen mit den Füßen, nachwandern (Abb. 38)

Ein Sprungseil mit den Zehen fassen, übergeben in den anderen Fuß, hochwerfen und andere Spielereien
◄ *(Abb. 37)*

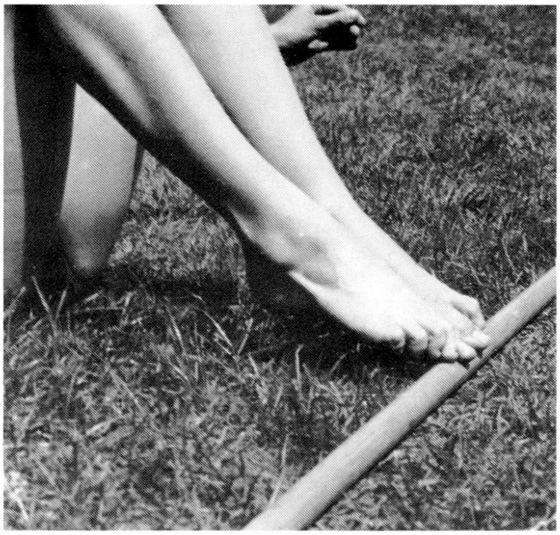

„Fußwalze" auf dem Stab vor- und rückwärts (Abb. 39/40)

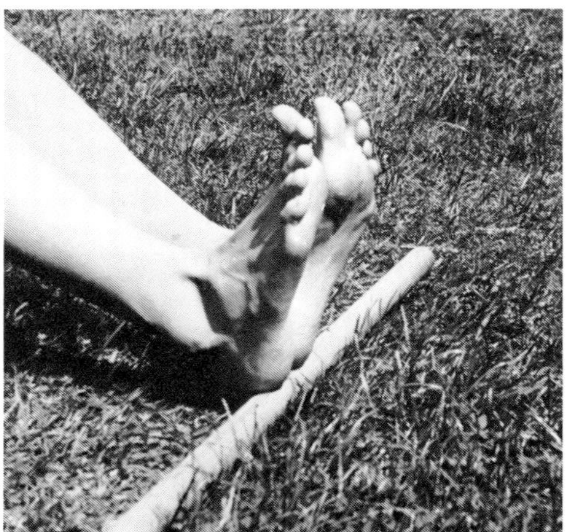

- Ball im Strecksitz auf den Beinen entlangrollen und durch Anheben der Beine zurückrollen – vorrollen bis zur Fußspitze und mit Anbeugen der Füße das Zurückrollen unterstützen
- Fußwippen auf und um den Ball, Füße schmiegen sich dem Ball an
- Stab mit den Füßen vorrollen und wieder zurückrollen; Füße auf dem Stab „walzen", vor und zurück (Abb. 39/40)
- einen Stab mit Hilfe beider Füße aus dem Liegen aufrichten zum senkrechten Stand und wieder niederlegen
- Füße heben und senken, gleichzeitig und wechselseitig, auch über den Stab (Abb. 41), langsam und schnell, Knie bleiben unbeweglich
- Füße kreisen; einwärts und auswärts kanten, Knie ruhig halten
- Füße einwärts kanten („Maulschellenbewegung"), bis Fußsohle gegen Fußsohle liegt, Zehen berühren sich, Beine ruhig halten, Wechsel von beweglicher Innen- und Außenkantung, sprunghaft, Knie ruhig halten
- wechselseitiges Auftippen der Fußspitze und der Ferse mit kräftigem Beugen und Strecken des Fußes
- dasselbe mit gleichzeitigem weitem Vorgreifen der Füße im Wechsel mit Anhocken der Fersen

- Klavierspiel mit den einzelnen Zehen am Boden
- Zehenspitzen am Boden „tanzen“ lassen
- lautlos und schnell: Zehenspitzen und Fersen abwechselnd vom Boden abschnellen
- im Hocksitz: Fußsohle durch Krallen der Zehen am Boden zehenwärts rutschen, bis zum Strecksitz und wieder zurück, durch Zehenabdruck rutschen bis zum Hocksitz.

Wechselweises Heben und Senken, Beugen und Strecken des Fußes in schneller Folge über den Stab
(Abb. 41)

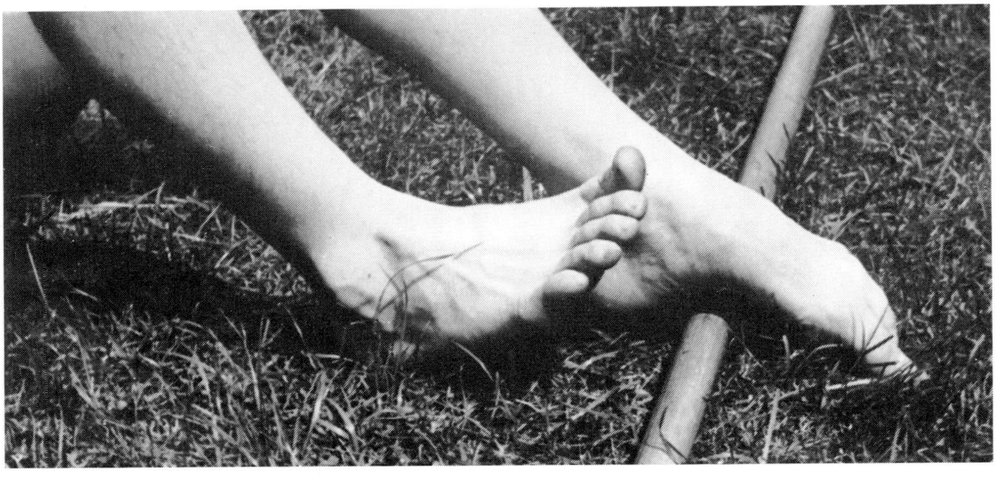

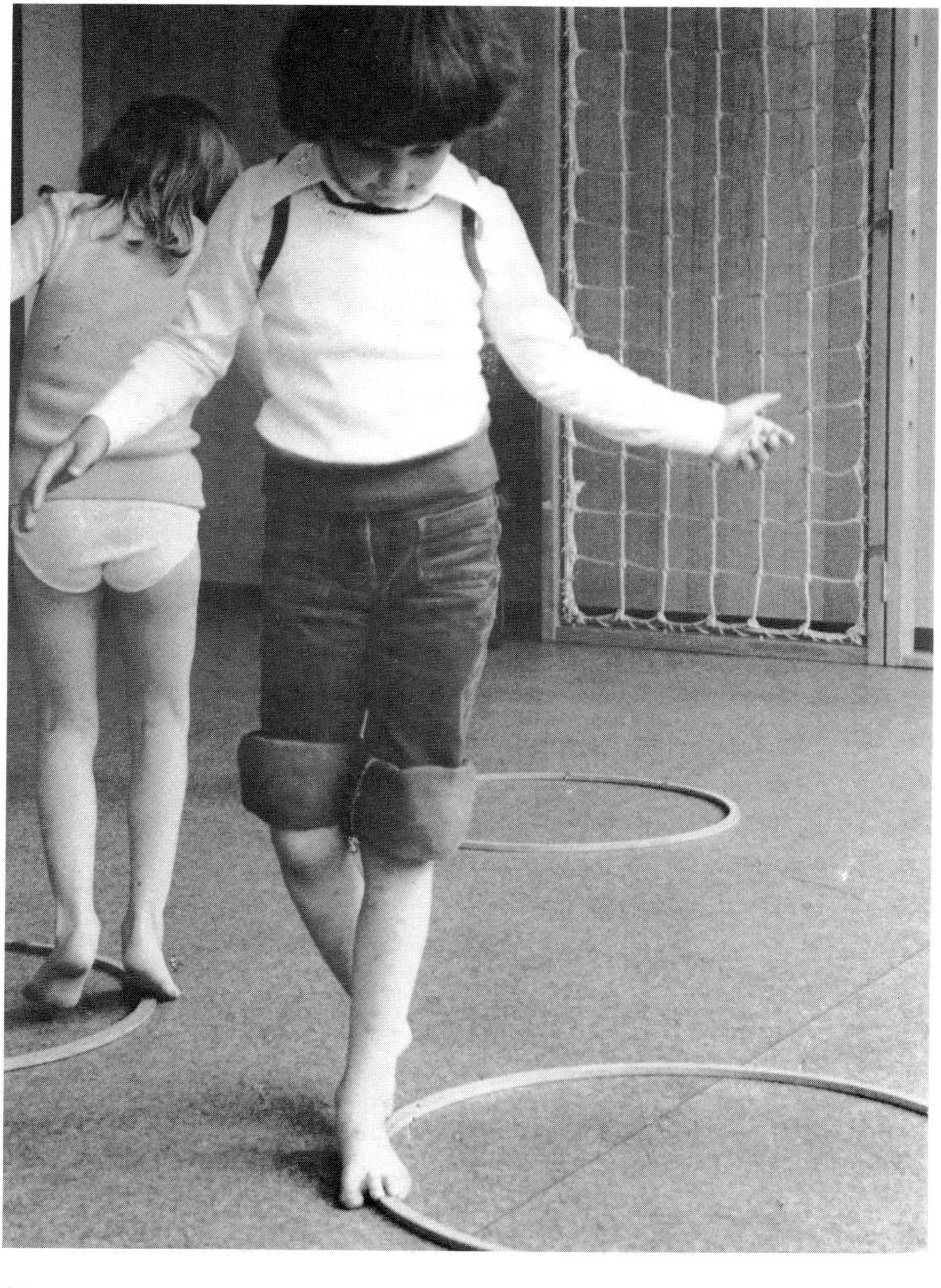

Beispiele für Fußübungen im Stehen und Gehen:

Haltungsaufbau kontrollieren: Kniestellung, Gesäßmuskeln, Beckenhaltung.

- Zehen anbeugen, spüren, wie die Fußsohle sich hebt, im Wechsel mit Zehen strecken, locker lassen. Langsam wiederholen
- Vorwärtsrutschen mit den Füßen durch Anbeugen und Strecken der Füße
- Balancieren, vorwärts auf einem Strich, genaue Fußführung
- Balancieren auf einem Tau, einem Reifen oder Stab mit Zangengriff der Großzehe (Abb. 42, 43). Nachhilfe durch die Hände, falls Abspreizfähigkeit der Großzehe fehlt
- Balancieren auf einem Rundbalken, auch mit Abfedern der Füße (Abb. 44)
- Balancieren, vor- und rückwärts auf einem Balken mit Drehen
- Balancieren auf einem Balken mit Tragen eines Balles auf dem Kopf. Haltungsaufbau kontrollieren

◄ *Zangengriff am Reifen (Abb. 42)*

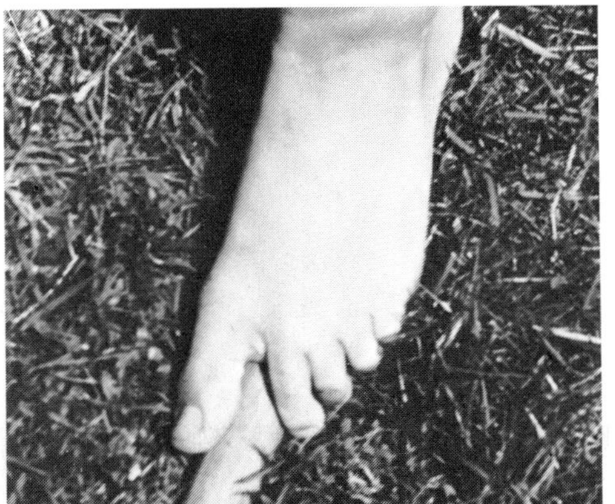

Zangengriff am Stab (Abb. 43)

Hochzehengang auf dem Rundbalken (Abb. 44)

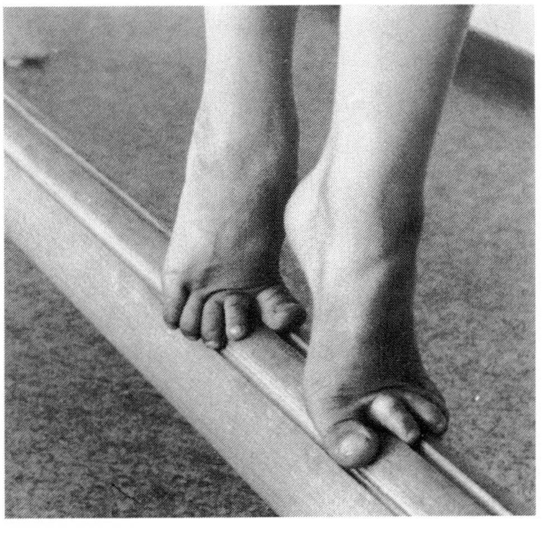

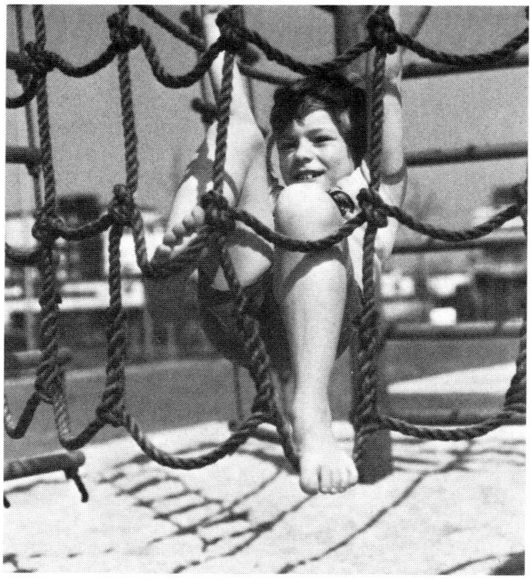

Klettern am Netz *(Abb. 45)*

Hochzehengang auf der Leiter *(Abb. 46)*

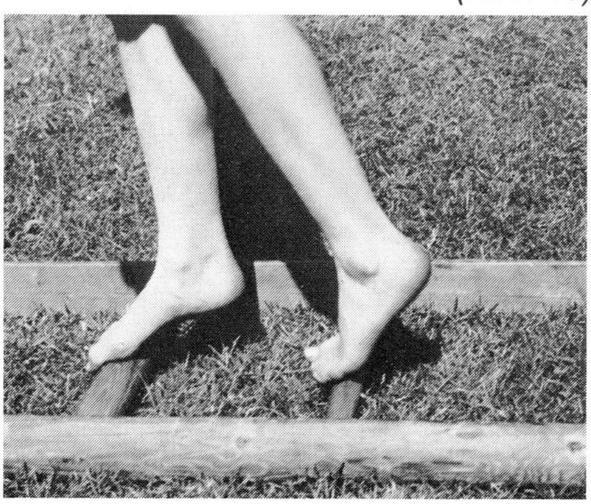

- Klettern mit den Füßen an der Strickleiter (Abb. 45)
- Balancieren auf einer rundsprossigen Leiter, Stufe für Stufe, zuerst waagerecht (Abb. 46, 47), dann schräg hoch
- Seitwärtsgehen auf dem Rundbalken, auch mit Auf- und Abwippen der Füße
- schnell aufwärts klettern am Rundbalken mit beweglichen Händen und Füßen
- Balancieren auf kantigem Balken mit Richtungswechsel und Tragen von Gegenständen

Balancieren auf der Leiter *(Abb. 47)* ►

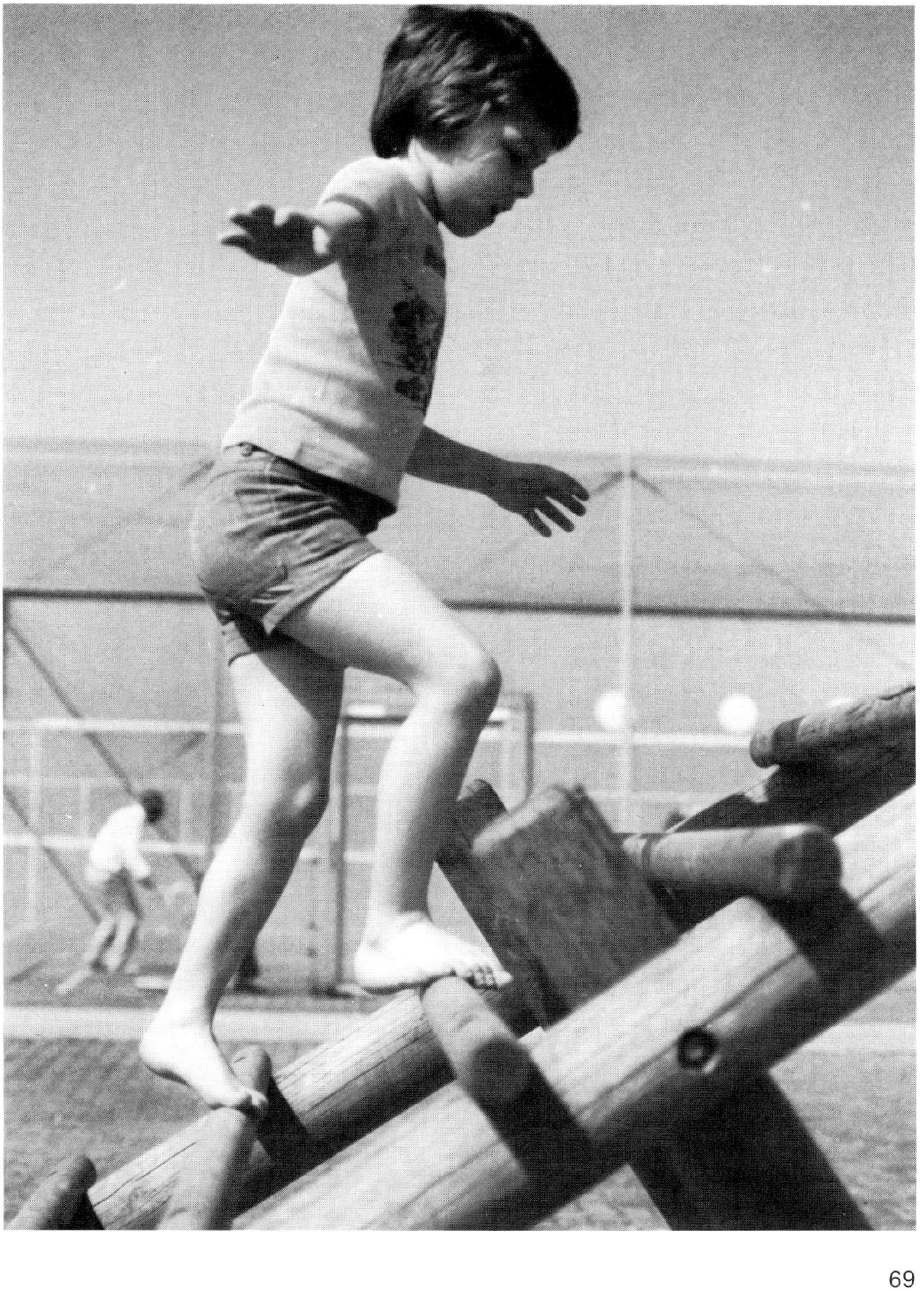

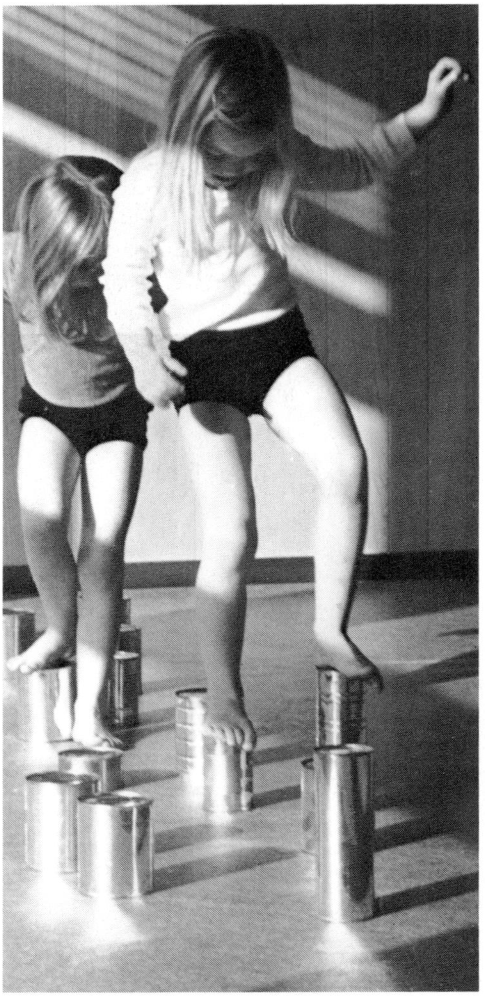

Balancieren auf Dosen verschiedener Höhe (Abb. 49)

- Balancieren auf gespannten Seilen (Abb. 48)
- Balancieren auf Dosen verschiedener Größe (Dosenbahn) (Abb. 49)
- Balancieren auf Drehscheibe, Eimer, Korb mit Fortbewegung (Abb. 50) des Gegenstandes
- Heben in den Hochzehenstand, Zusammenführen der Fersen
- Wippen der Füße in Höhe und Tiefe, Wechsel von Hochzehenstand und Fußsohlenstand
- Hochzehenstand auf dem Rundbalken mit Zusammenführen der Fersen

Balancieren mit Vorwärtsrollen des Korbes (Abb. 50) ►

Balancieren auf gespannten Seilen (Abb. 48)

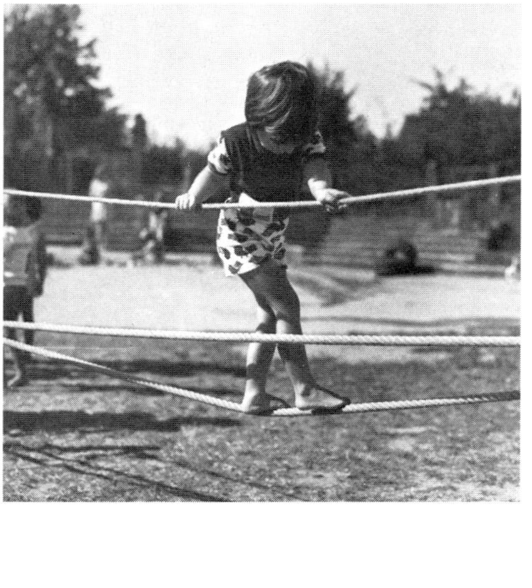

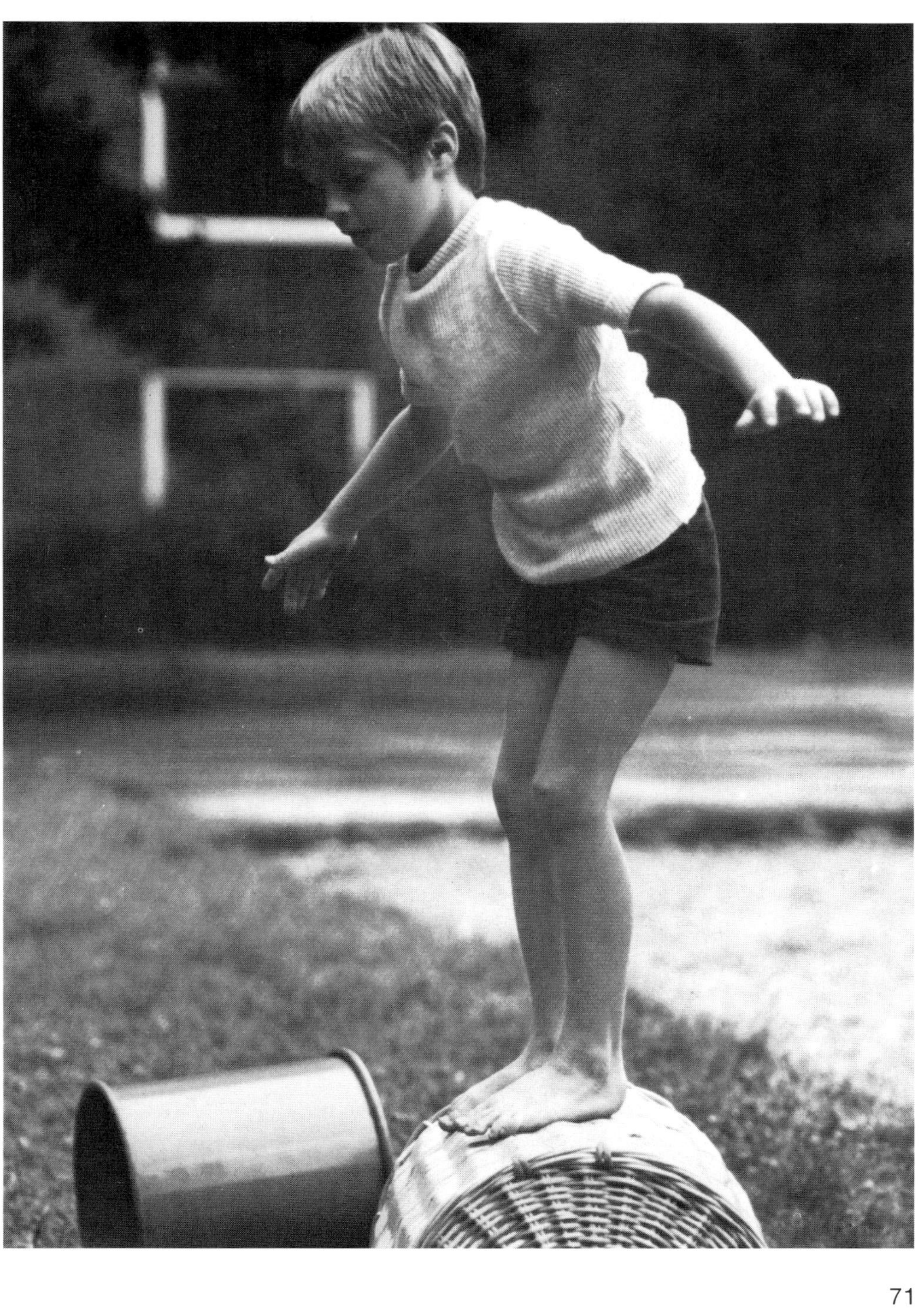

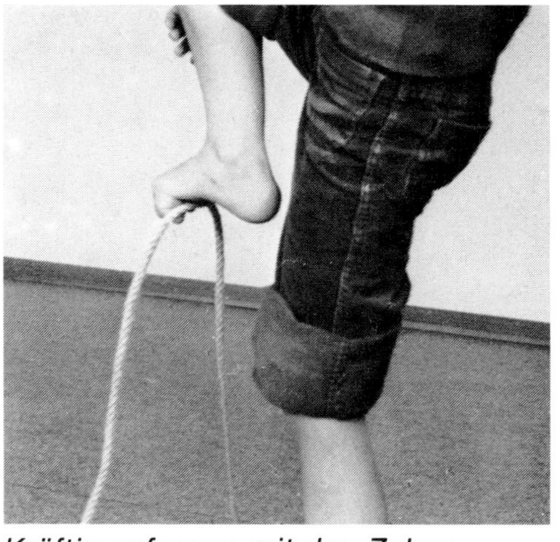

Kräftig zufassen mit den Zehen (Abb. 51)

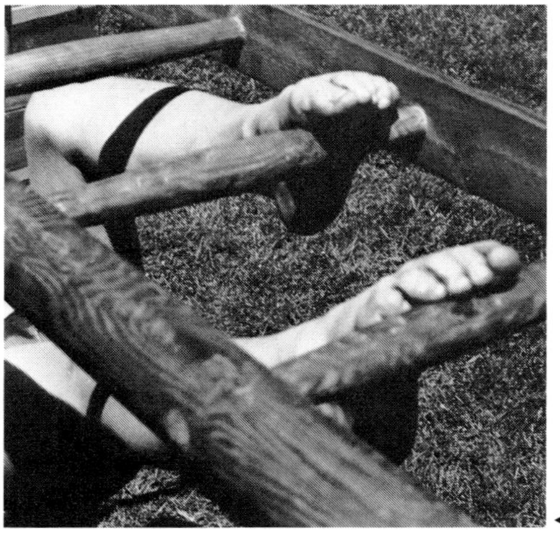

◂ *Hangeln an der Leiter (Abb. 52)*

- Hochheben und Hochwerfen eines Sprungseils, auch im Vorwärtsgehen oder Zuwurf zu einem Partner (Abb. 51)
- Hangeln an der Leiter mit Festklammern der Zehen (Abb. 52)
- Hangeln am Rundbalken
- aus dem Hochzehenstand langsames Senken in die Kniebeuge mit Nachfedern in der Tiefe, langsames Aufrichten
- Vorwärtsgehen mit bewußter Kontrolle beim Abwinkeln des Fußes von der Ferse über Außenrand bis zum Großzehenballen und Abdruck des Großzehs
- Wechsel von normalem Gehen und Gehen im Hochzehenstand, flüssige schnelle Folge
- Variationen von Gangformen: Schleichen, Trippeln, Trampeln, Stampfen, Stolpern (Abb. 53)
- „Storchengang": Gehen mit Hochziehen der Knie und kräftigem federnden Aufsetzen der Füße, schnelle Folge
- im Einbeinstand mit dem frei sich bewegenden Fuß Zahlen oder Buchstaben in die Luft schreiben.

Variationen von Gangformen von der Sprache her *(Abb. 53)*

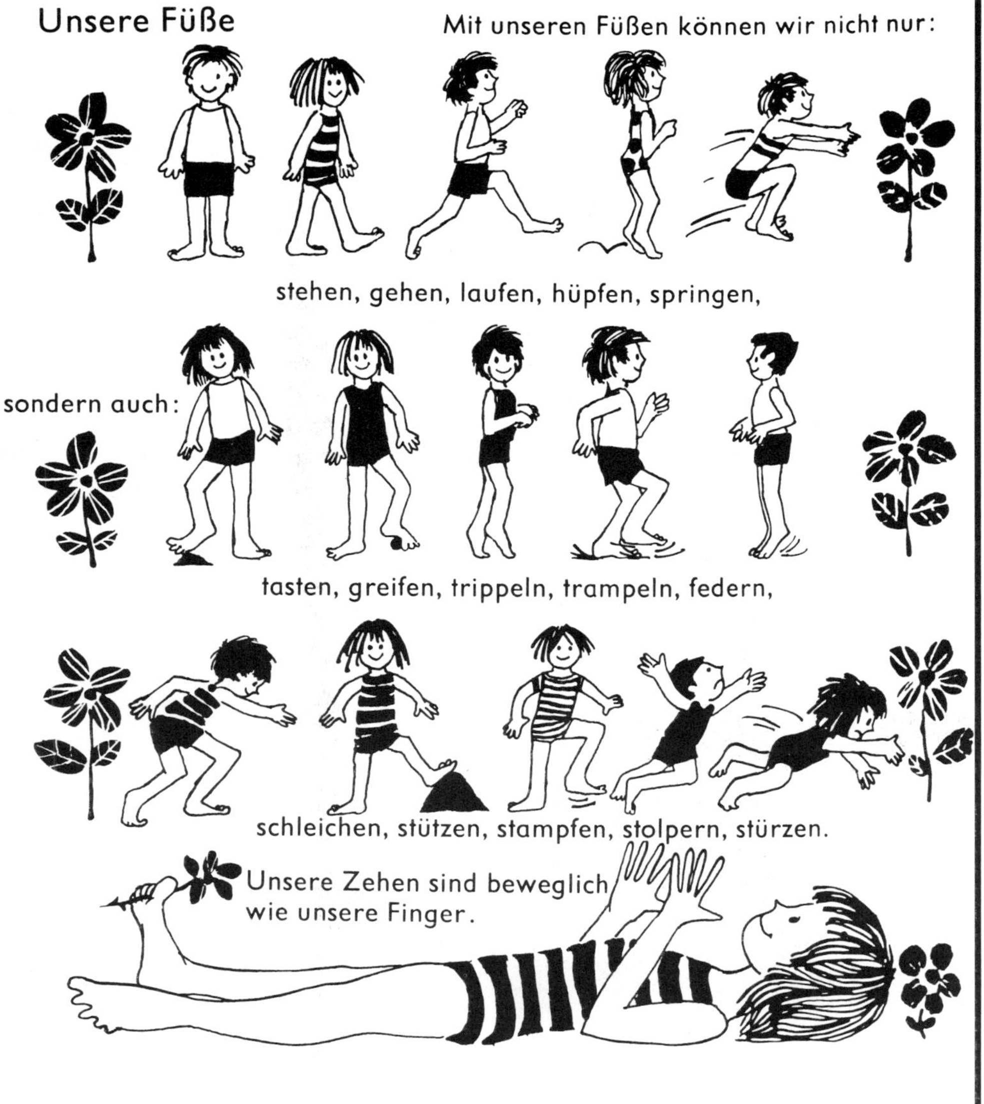
Unsere Füße
Mit unseren Füßen können wir nicht nur:
stehen, gehen, laufen, hüpfen, springen,
sondern auch:
tasten, greifen, trippeln, trampeln, federn,
schleichen, stützen, stampfen, stolpern, stürzen.
Unsere Zehen sind beweglich
wie unsere Finger.

Beispiele für Dehnung der Zehen-, Fuß- und Beinmuskeln zur Entwicklung von Elastizität und Federungsfähigkeit

Allgemeine Hinweise:

Kräftigung und Dehnung müssen sich abwechseln. Der Kontraktion des Muskels, der Zusammenziehung, muß immer wieder die Lockerung und Dehnung folgen. Eine sorgsame Kontrolle der Dehnfähigkeit der Fuß- und Beinmuskeln vermindert eine Fußschwäche oder Verletzungen. Die Füße müssen nicht nur das Körpergewicht halten und tragen können, sondern auch das Gewicht vom Boden abheben und der Schwerkraft dauernd entgegenwirken.

Da die Beweglichkeit der Füße durch das beengende Schuhwerk im Alltag behindert ist, muß die Dehnfähigkeit der Fußmuskeln und die Beweglichkeit der Fuß- und Sprunggelenke intensiv geübt werden.

Die Muskeln verlaufen in Sehnen, bei einer Nichtbeanspruchung der Muskeln trocknen auch die Gewebe der Sehnen aus und werden leichter rissig. Regelmäßige Übung läßt das kunstvolle Muskel-Sehnen- und Bändergefüge des Fußes ein Leben lang reaktionsfähig und bewegungsbereit erhalten. Der Mensch braucht weder „lahm" noch „steif" im Alter zu werden.

- mit Hilfe der Hände Spreizbewegungen der Zehen, langsam-zügig im Wechsel mit aktiven Bewegungen ohne passive Hilfe (Abb. 54)
- Zangengriff der Großzehe, passiv (mit Hilfe der Hände) und aktiv
- Weckring oder breites Gummiband um beide Großzehen schlingen und die Füße auseinander spreizen – im Sitzen und im Stehen (Abb. 55)

Bewegliche Zehen durch gegensätzliche Hoch- und Tiefbewegungen (Abb. 54)

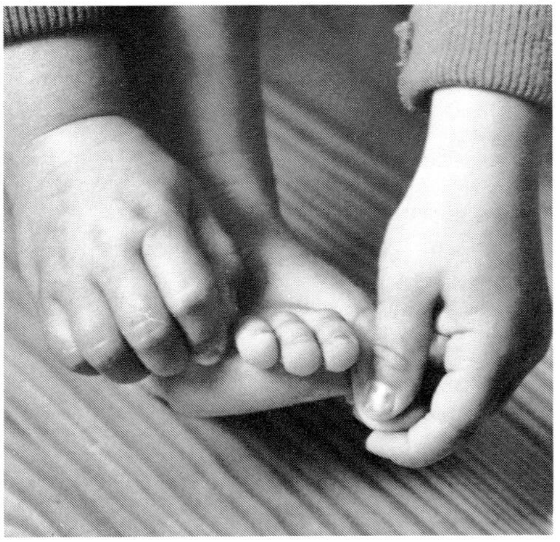

Dehnung mit Hilfe eines Gummibandes zur Korrektur der Spreizfähigkeit der Großzehen (Abb. 55) ►

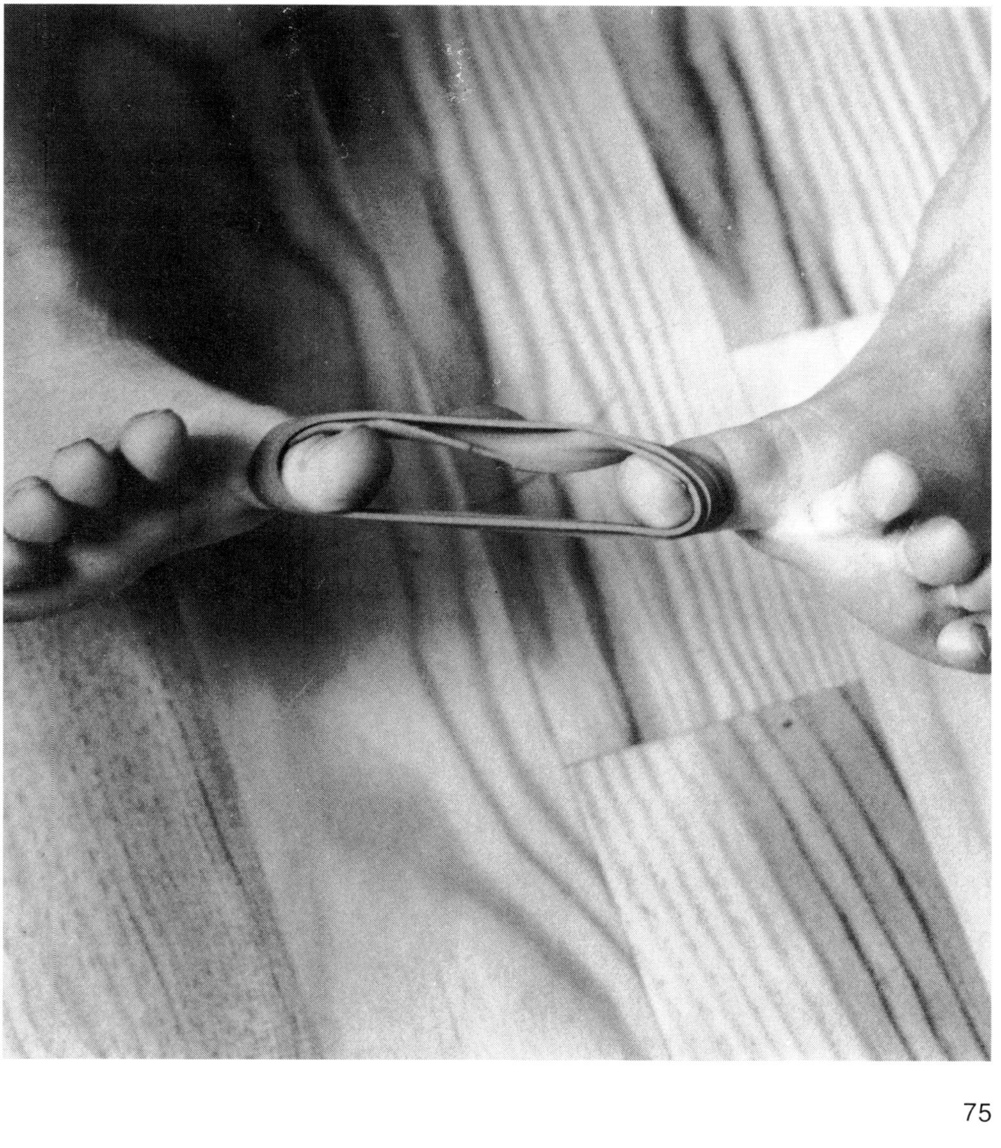

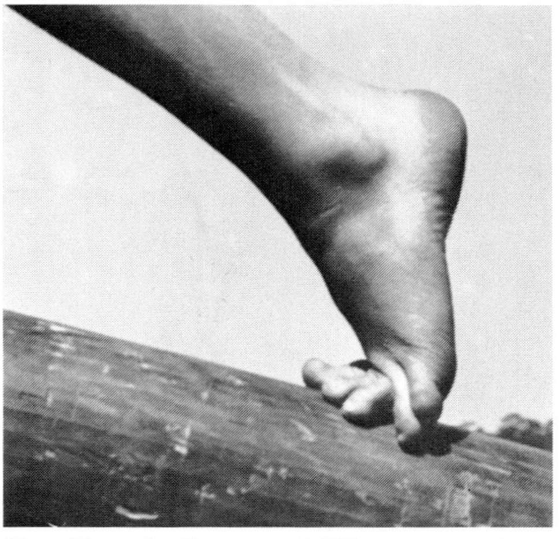

- im Gehen Umschlagen der Füße, langsames Schleifen auf dem Fußrücken, im Wechsel mit dem Gang auf der Fußsohle (Abb. 56, 57, 58)

Am schrägen Brett aufsteigen mit kräftigem Zehenabdruck (Abb. 59) ►

Der Rundbalken verhilft zur passiven Spreizung der Zehen (Abb. 56)
Notwendige passive Streckung der Füße (Abb. 57)

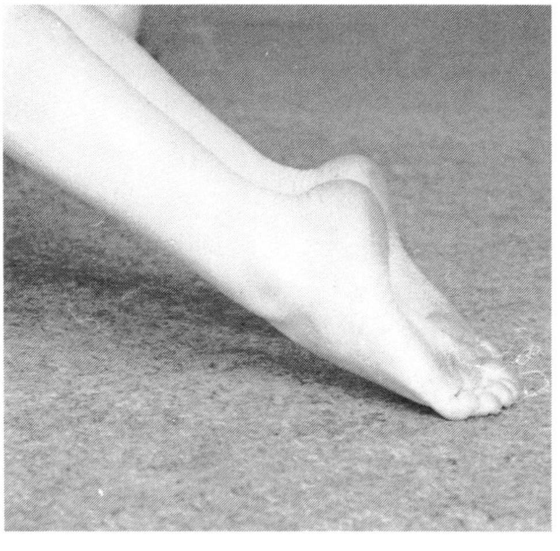

„Umschlag"übung im Gehen zur Beweglichkeit der Füße (Abb. 58)

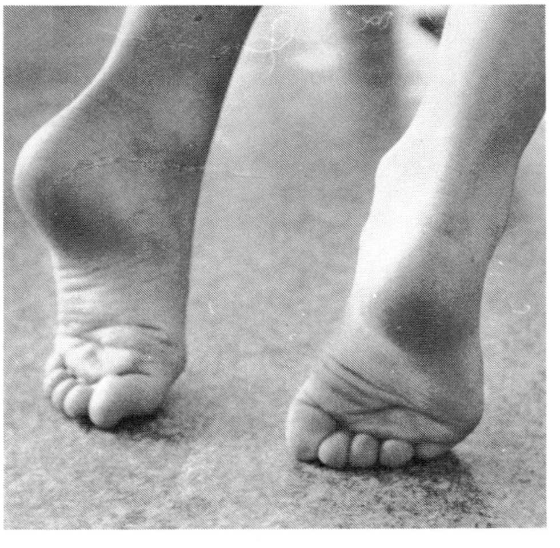

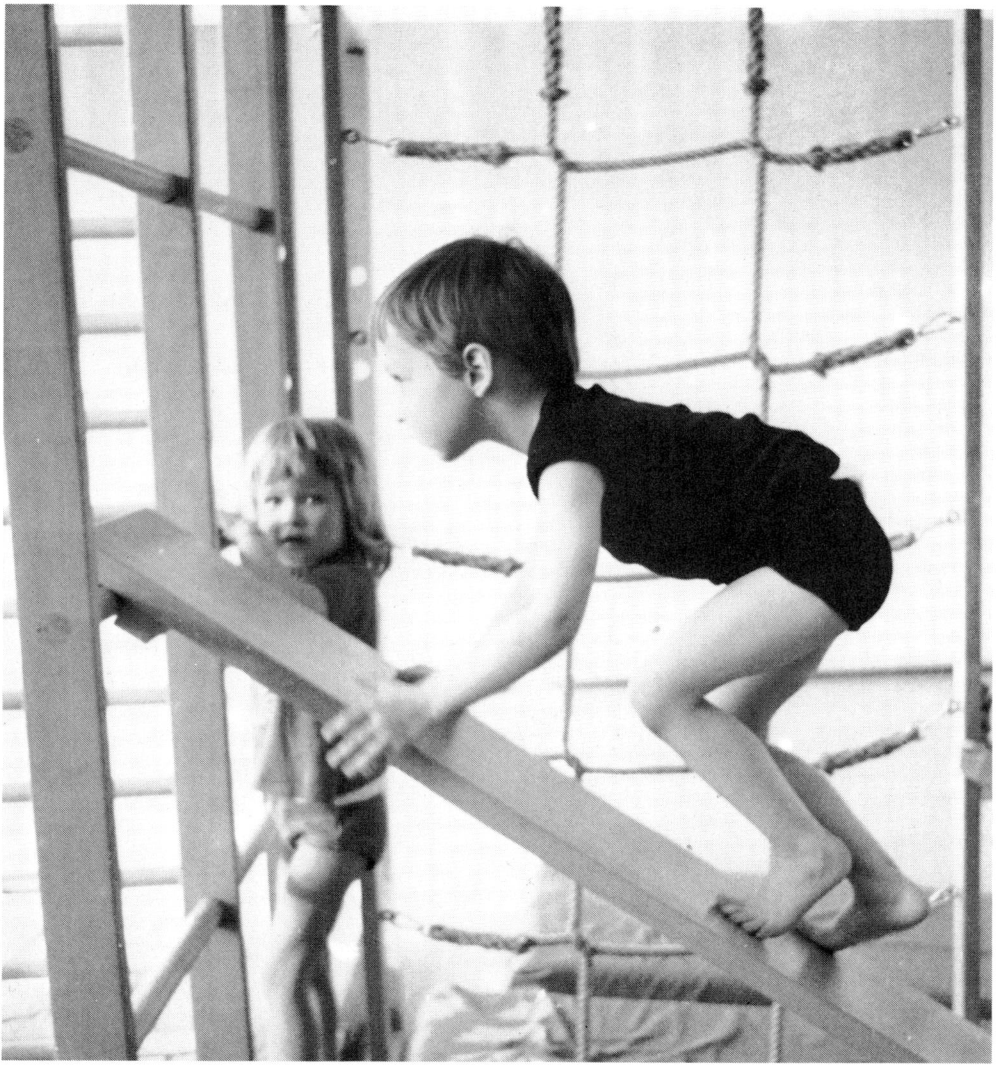

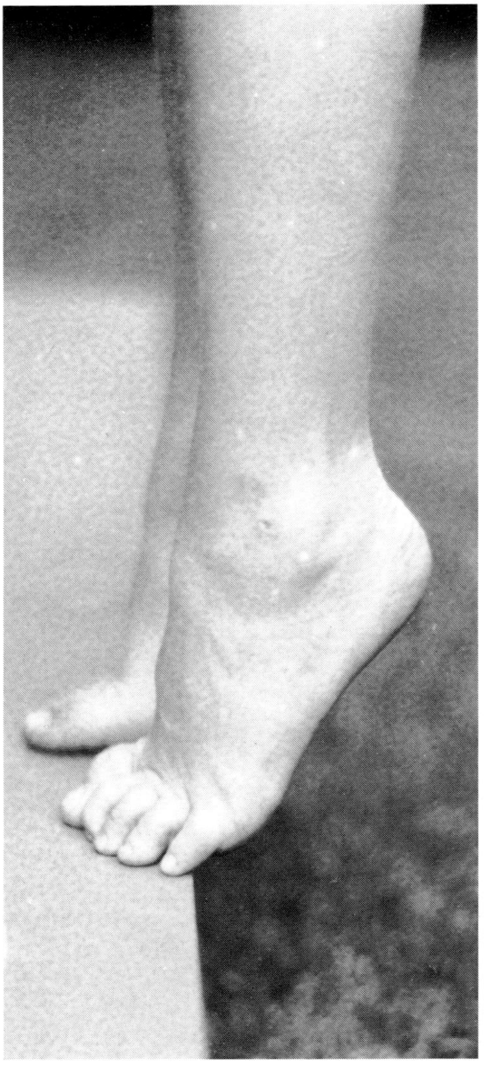

- mit Klammergriff der Zehen an Treppenstufe auf und nieder wippen mit der Ferse, Wechsel zwischen Hochzehenstand und Senken der Ferse (Abb. 60, 61)
- Auf- und Abwärtsgehen auf dem schräggestellten Brett oder auf der Rutsche (Abb. 62, 63)
- Federn in aufrechter Haltung im Kniesitz, Füße und Fersen bleiben geschlossen. Bei Unbeweglichkeit im Sprunggelenk zuerst auf weicher Unterfläche üben: Schaumgummimatratze oder weicher Teppichboden
- aus dem Federn im Kniesitz aufrichten und Füße anbeugen und auf die flachen Sohlen stellen (Hockstand). Federn im Hockstand, Wechsel zwischen Kniesitz und Hockstand
- im Hockstand durch beweglichen Fußabdruck vorwärts federn, volle Ausnutzung der Fußabwicklung
- weite Vorlage im Fußsohlenstand mit Hilfe eines Partners oder mit Stütz auf Tisch oder Stuhl.

Heben in den Hochzehenstand an der Bank oder Treppe (Abb. 60)

... im Wechsel mit Senken der Fersen zur Beweglichkeit und Kontrolle der Elastizität (Abb. 61) ►

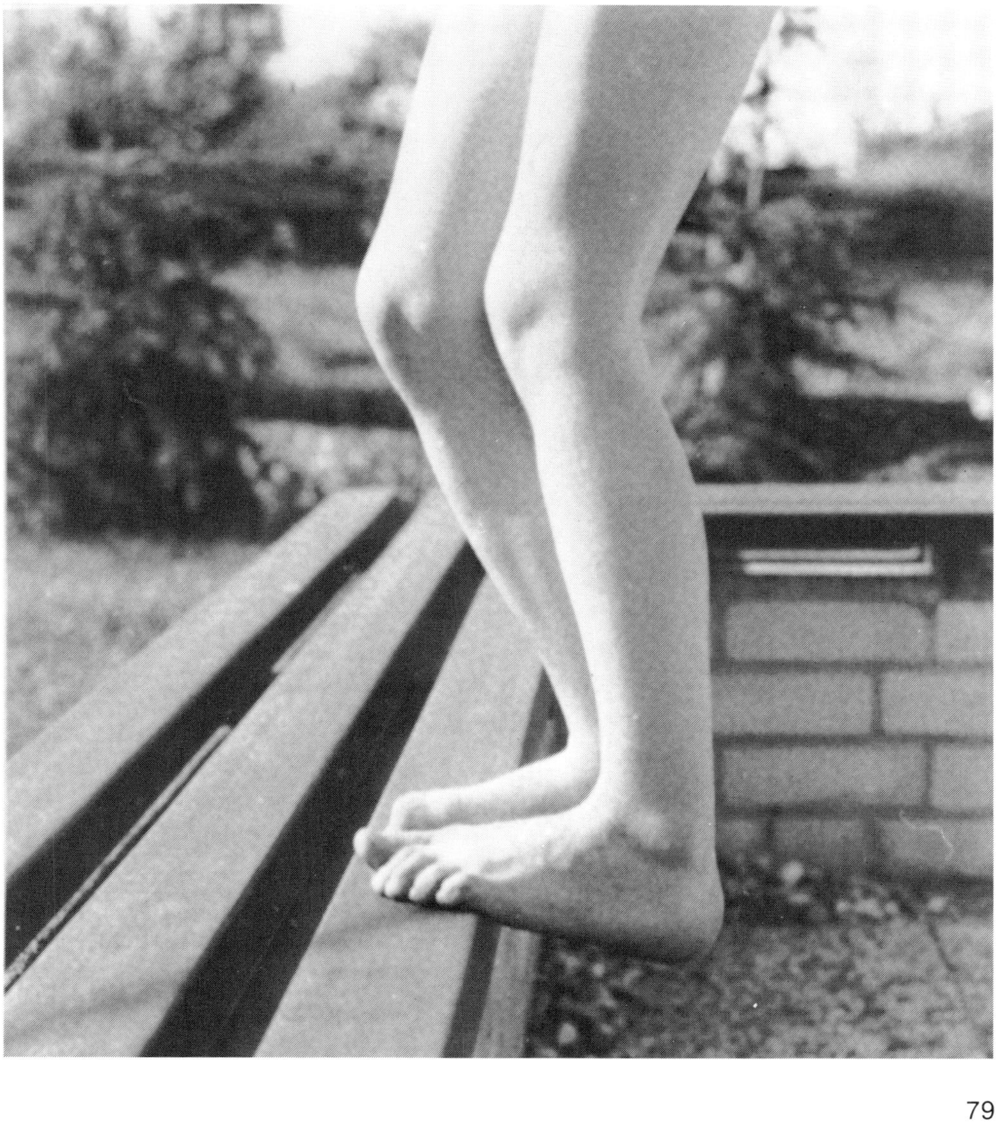

Auf der glatten Rutsche beweisen die Zehen ihre Kraft beim Sichern und Abdrücken (Abb. 62)

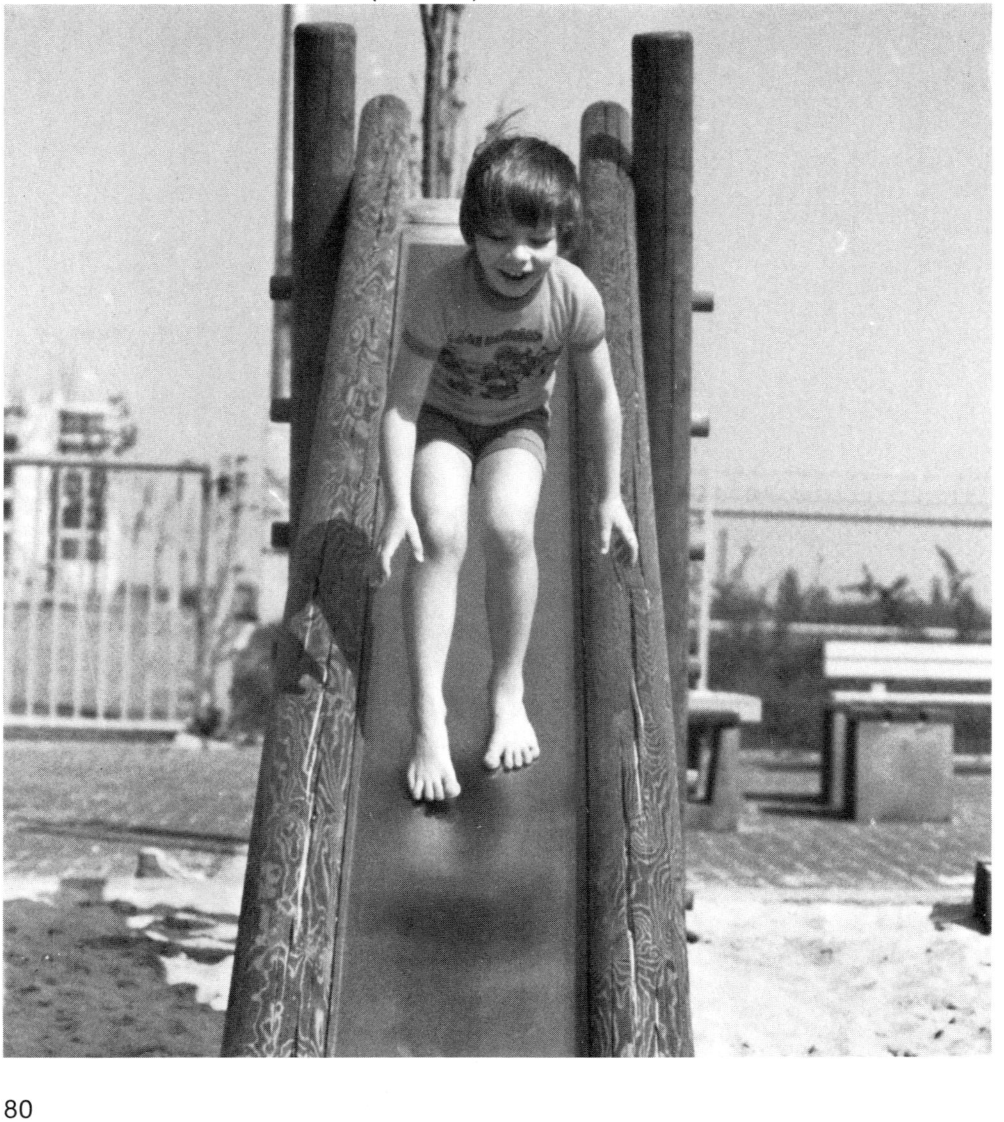

(Abb. 63)

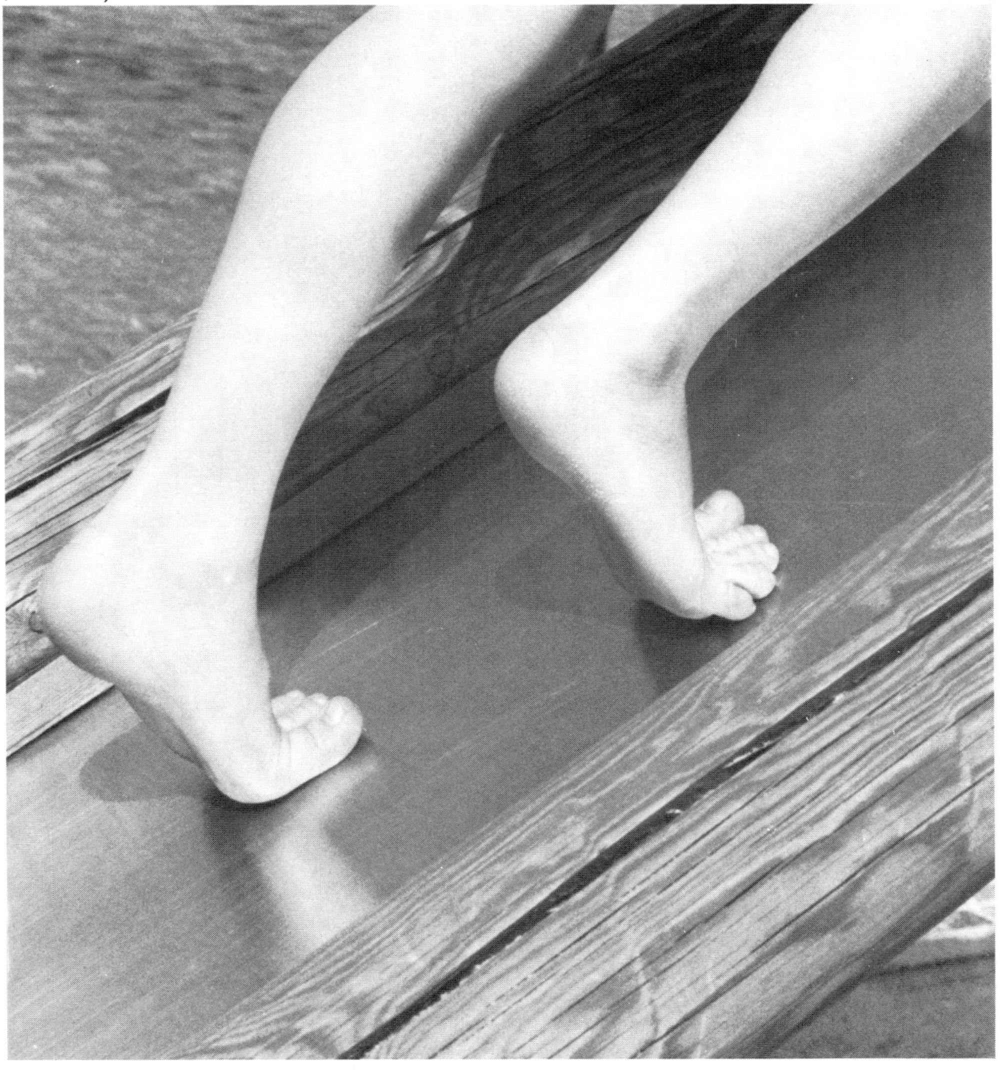

Beispiele für Steigerung der Lauf-, Hüpf- und Sprungleistung

Allgemeine Hinweise:

Zum Springen braucht man *Schnellkraft.* Fuß- und Beinmuskeln müssen schnellkräftig geübt werden und Fuß- und Sprunggelenke voll beweglich sein. Darum muß elastisches Federn, Abheben des Gewichts vom Boden, bis ins hohe Alter immer wieder geübt werden. Auch die Beweglichkeit der Wirbelsäule, der Hüft- und Schultergelenke unterstützt den Auftrieb und das notwendige Gleichgewicht.

Steigerung der Sprungleistung muß stetig und systematisch erfolgen: zuerst elastisches Abfedern und Auffangen des Körpergewichts, anschließend Hüpfen, auch mit dem Sprungseil oder auf einer Matratze, dann freie Sprünge, auch über Hindernisse und mit Drehungen.

Schnelle, elastische Bewegungen kräftigen die Füße bei richtiger Belastung, denn sie schnellen das Körpergewicht von den Füßen ab und tragen es hoch mit Hilfe der Zehenmuskelkraft. Auch normales ruhiges Gehen sollte ab und zu durch eine schnelle „Gangart" unterbrochen werden. *Je öfter der Fuß vielseitig und wechselvoll beansprucht wird, um so reaktionsfähiger entwickelt er sich und behält seine Elastizität ein Leben lang.*

- lockeres Hüpfen vorwärts ohne Schleifen der Füße: lautlos mit voller Ausnutzung der Fußfederung
- Hüpfen mit Drehen in der Vorwärtsbewegung
- Hüpfen vor- und rückwärts im Wechsel
- Galopphüpfen seitwärts, volle Fußstreckung und Federung, nach links und rechts im Wechsel
- Hochwippen des Körpergewichts aus dem Stand bis zum Abfedern vom Boden und Tieffederung beim Aufsprung, nachgebende Knie- und Hüftgelenke
- aus dem Tieffedern Absprung, Hochspringen und Tieffedern in flüssigem Wechsel
- dasselbe mit Prellen eines Balles in Anpassung an die Hoch- und Tiefbewegung des springenden Balles, auch in der Vorwärtsbewegung
- Laufen mit Sprungseil: Wechsel von Vor- und Rückschwingen des Seiles mit Vor- und Rückwärtslaufen
- Schlußsprünge mit dem Seil auch in der Tieffederung, Wechsel von Hoch- und Tieffedern
- Laufen mit dem Sprungseil auf der Stelle, so schnell wie möglich mit federnden Fußgelenken

- Stützsprung: mit Stütz beider Hände von einer Seite zur anderen springen: über Stuhl, Kasten, Stange
- Stützsprung aus der Tieffederung so hoch wie möglich, kräftiger Abdruck (Abb. 64)
- Aufhocken auf ein Hindernis mit Strecksprung abwärts
- Stützsprung aus dem Lauf mit Stütz einer Hand: Fechterkehre über Stange, Balken
- freies Springen auf Trampolin oder Matratze. Haltungsaufbau, Gleichgewicht, möglichst senkrecht bleiben, kräftiger Fußabdruck
- Springen auf dem Trampolin mit Drehen, Hinsetzen, Hinlegen

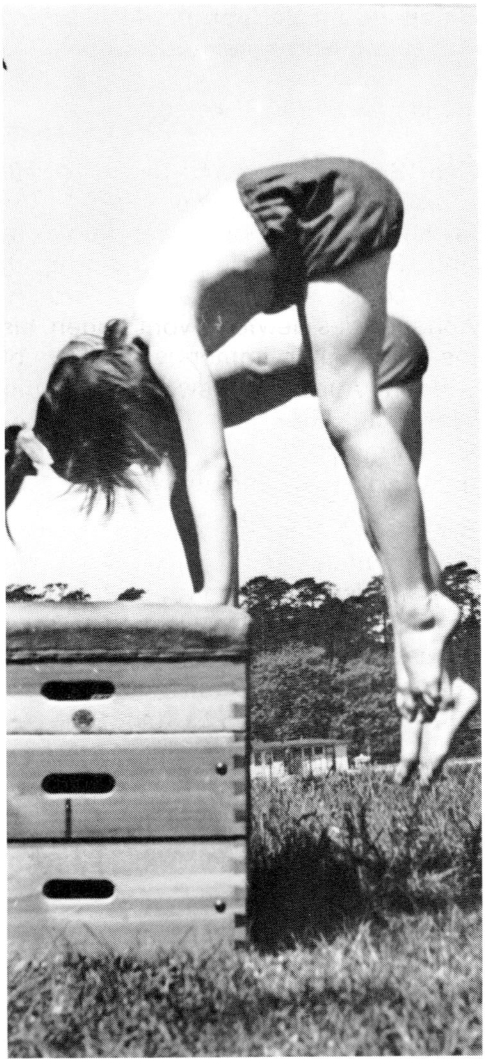

Stützsprünge mit kräftigem Abdruck der Zehen – Achtjährige (Abb. 64)

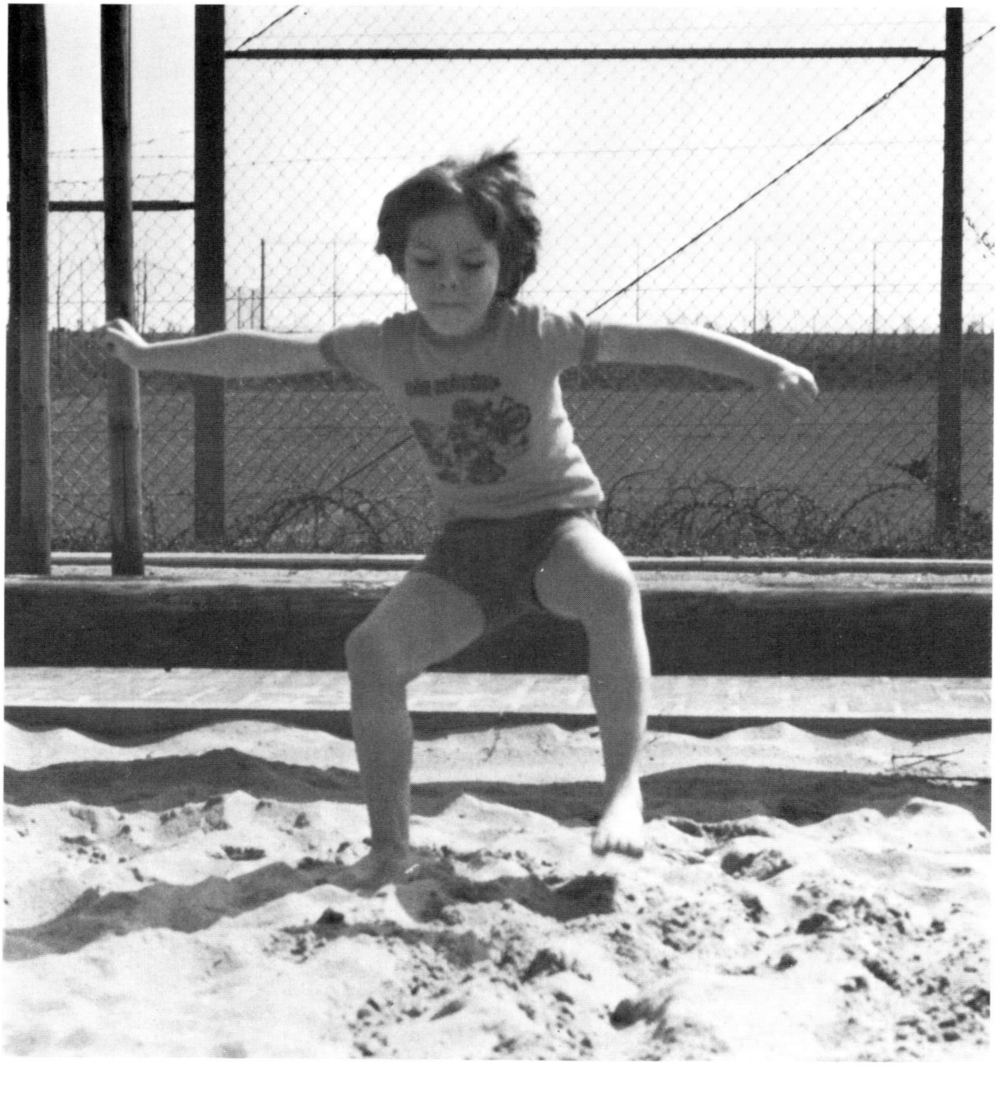

- Laufen und Springen im tiefen Sand (Abb. 65)
- Wechselsprünge mit gebeugten Knien vorwärts: schnelle bewegliche Kniebewegungen, auch über Hindernisse
- Wechselsprünge mit gestreckten Beinen vorwärts: kräftiger Abdruck von den Füßen
- Wechselsprünge seitwärts nach links und rechts, auch über niedrige Hindernisse, links und rechts im Wechsel
- Wechselsprünge rückwärts, auch in Verbindung von vor- und rückwärts, auch in Verbindung mit Laufen
- Laufen, Springen und Drehen, in freier Weise variieren
- Hocksprünge, Anschlagsprünge, Drehsprünge, in freier Weise mit elastischer Federung beim Aufspringen
- freie Sprünge auf dem Trampolin (Abb. 66, 67)

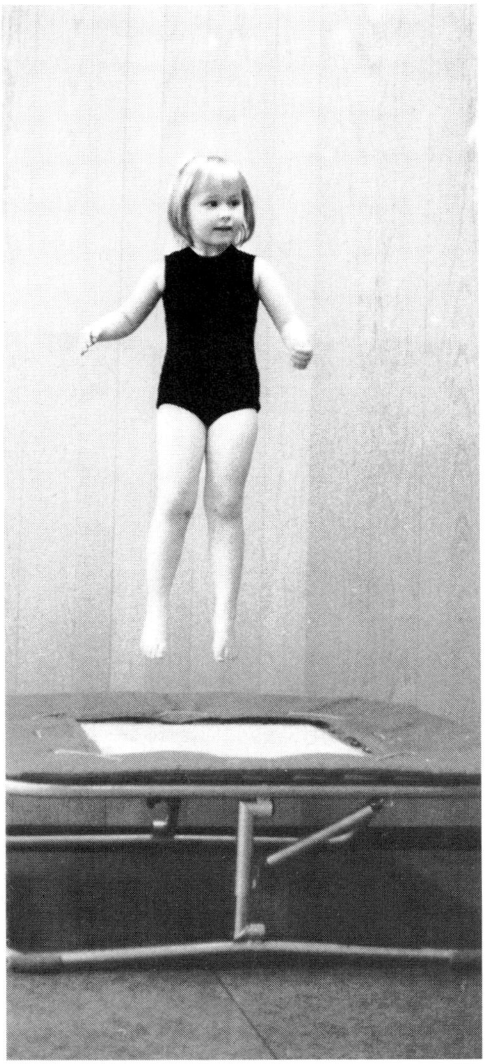

Laufen und Springen im tiefen Sand zur Kräftigung der Fußmuskeln
◄ *(Abb. 65)*

Trampolinspringen mit kräftigem Fußabdruck – Sechsjährige (Abb. 66)

Körperstrecken – bis in die Fußspitzen.
(Abb. 67)

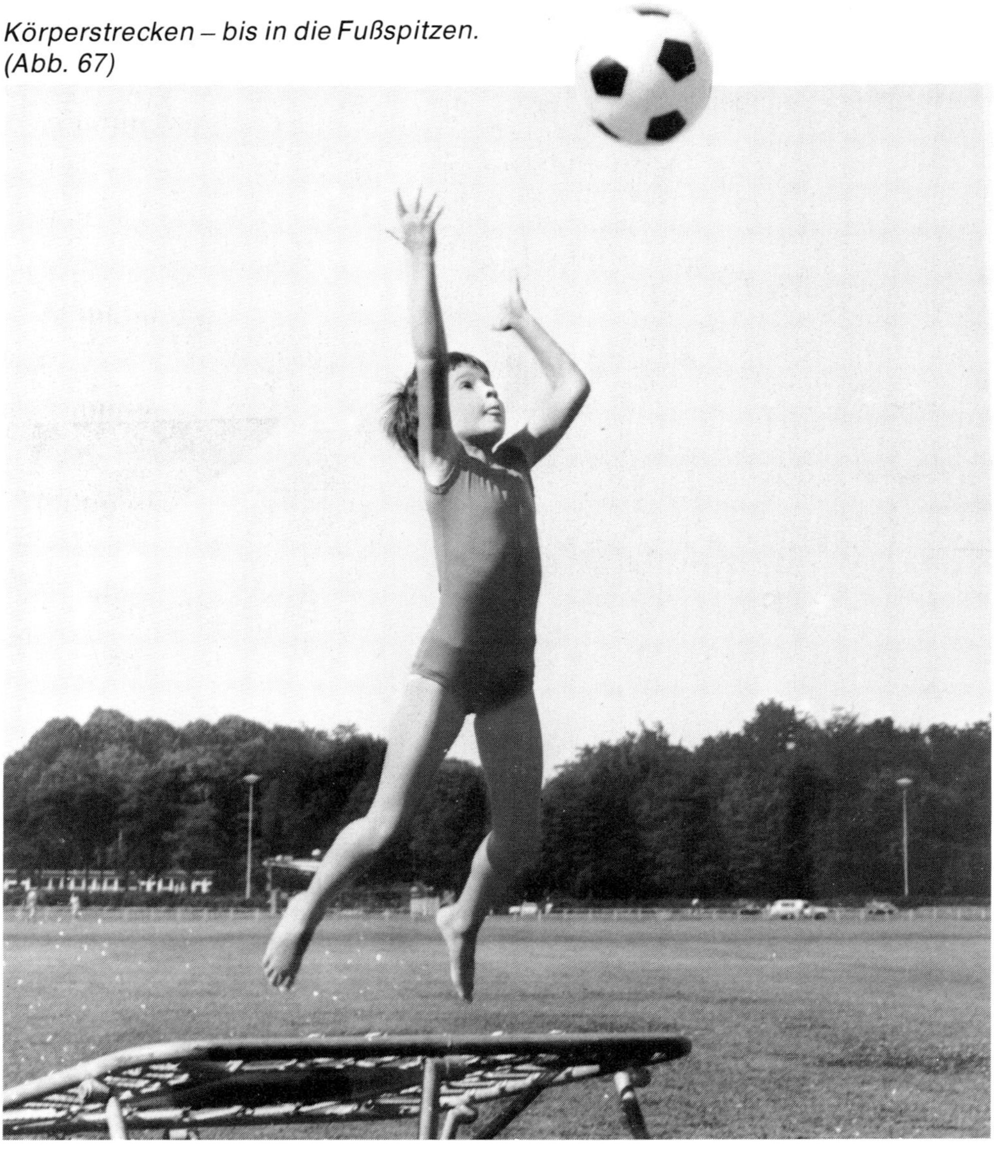

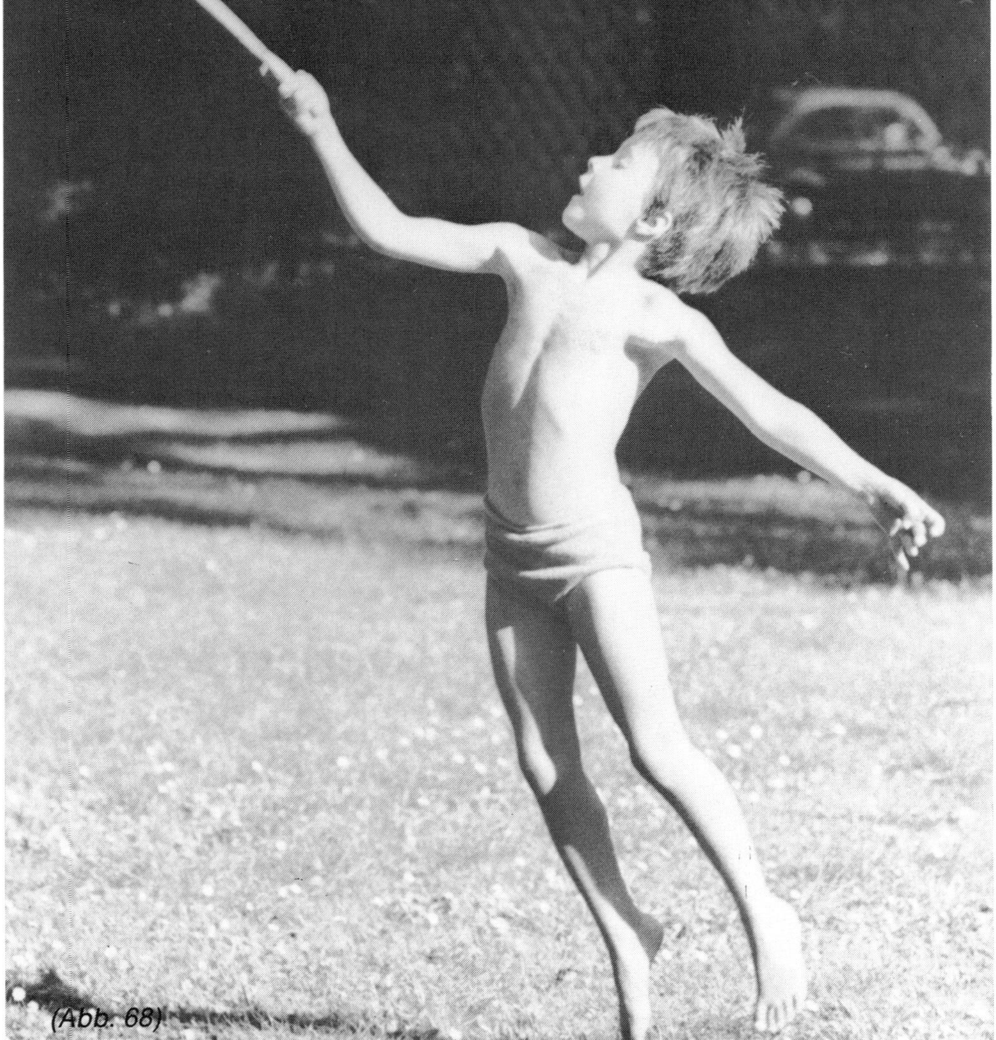

(Abb. 68)

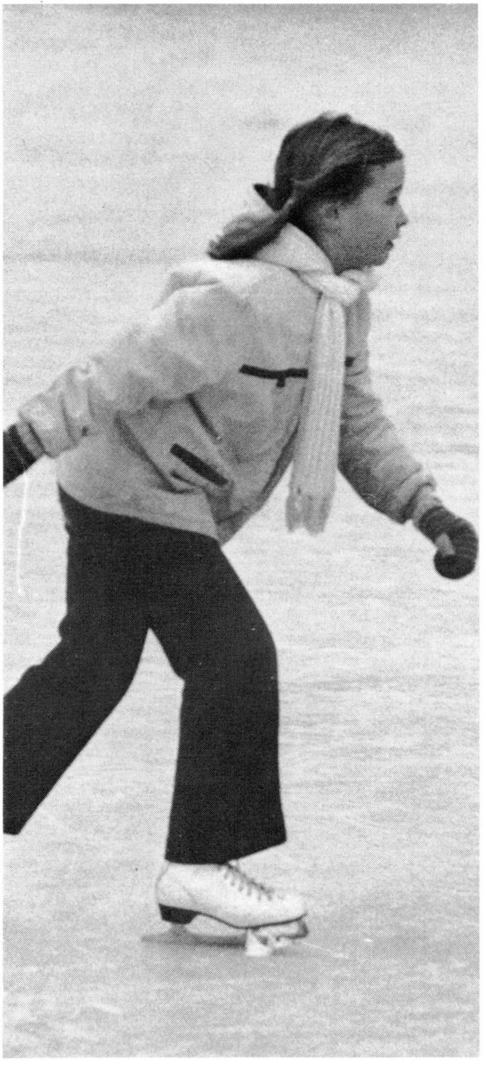

- *Treppenlaufen* auf- und abwärts, auch mit Wechelsprüngen und Federungen, flüssige schnelle Folge
- *Tanzen* mit schnellen Schrittfolgen und Richtungsänderungen, barfuß, rhythmische Folgen
- *Eislaufen und Rollschuhlaufen* als Fußkräftigung, Gleichgewichtsaufgabe und Steigerung der Sprungleistung (Abb. 69, 70)
- höchste Kunstfertigkeit ihrer Füße zeigen *Surfer,* die sich barfuß auf den Wellen tragen lassen.

(Abb. 69)
Eislaufen und

... Rollschuhlaufen kräftigt Fuß- und Beinmuskeln (Abb. 70) ▶

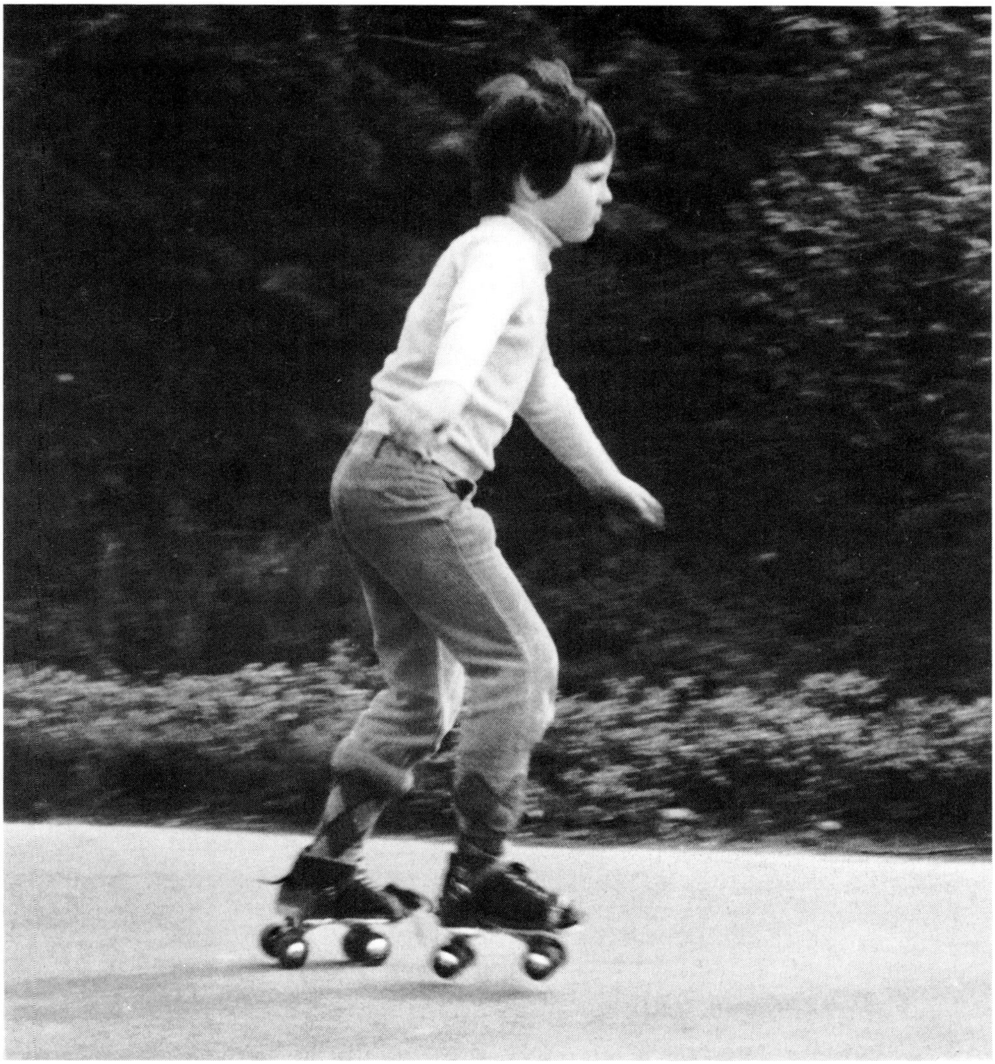

Fußhygiene, Fußpflege

Der Fuß bedarf einer ebenso intensiven Pflege wie die Hand. Die tägliche Fußkontrolle der Fußform, der Muskelkraft, die Gelenkbeweglichkeit, ist Teil der Fußhygiene. Jede Fehlentwicklung, jede Mißbildung, Schwellung, Verdickung muß bemerkt und beseitigt werden.

Kontrolle: volle Fußstreckung durch aktive Zehenbeugung (Abb. 71)

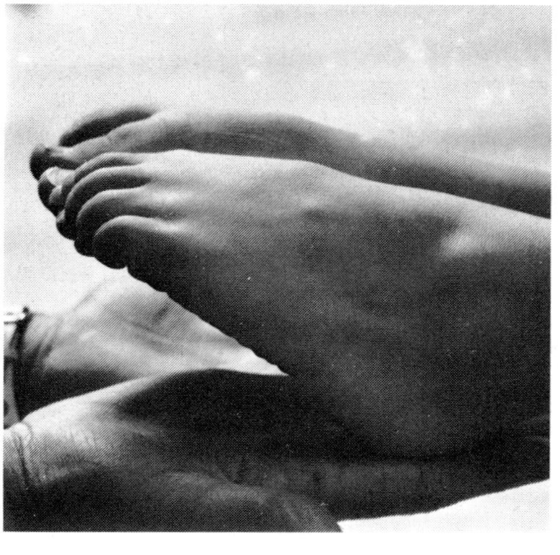

Die tägliche Fußkontrolle sollte folgende Fragen umfassen:

- Lassen sich die einzelnen Zehen strecken und beugen?
- Lassen sich die Zehen weit auseinanderspreizen und schließen?
- Wie sieht die Haut auf dem Fußrükken und besonders auf den Zehen aus? Zeigen sich Druckstellen? Hühneraugen?
- Wie sieht die Haut auf der Fußsohle aus? Ist sie elastisch, glatt oder rauh? Zeigen sich Verdickungen? Schwielen?
- Sind die Füße gut durchblutet, warm und straff anzufühlen?
- Läßt sich jeder Fuß locker und beweglich ausschütteln?
- Sind die Fußgelenke voll beweglich: im Beugen und Strecken (Abb. 71), Heben und Senken, Kreisen, Innen- und Außenkantung?

Mit dieser kritischen Betrachtung des Fußes setzt auch die entsprechende Pflege ein durch:

- die Reinigung, das Fußbad
- das Bürsten
- das Massieren
- wechselnde Wärme- und Kältereize.

Die Reinigung muß mit Warmwasser und Seife täglich erfolgen, am besten

abends, um den Schmutz zu beseitigen, der durch Strümpfe und Schuhe aufgenommen wurde. Entweder ist eine Fußreinigung in der Badewanne möglich oder in einer besonderen Fußbadeschüssel. Behindert ist eine gründliche Reinigung unter der Dusche, weil dabei das einbeinige Stehen eine gründliche Fußwaschung erschwert.
Beim Reinigen ist besonders auf Säuberung zwischen den Zehen und der Zehennägel zu achten (Abb. 72). Es ist leider üblich, die Körperteile, die äußerlich sichtbar sind, besser zu behandeln als gerade die Füße, die durch ihre eingeschlossene Lage besonders pflegebedürftig sind.

Eine breitflächige Bürste mit harten Borsten unterstützt das Reinigen, säubert die Poren. Auch Kinder lernen die Bürste zu gebrauchen (Abb. 73) mit kräftigem Streichen über Fußsohle und Fußrücken und vom Fuß nach oben über die Unterschenkel. Durch kreisende Bewegungen, durch abwechselndes kräftiges Drücken und Lockerlassen beim Bürsten wird die Durchblutung besonders angeregt. Wenn keine Bürste vorhanden ist, genügt ein kräftiger Frottierlappen (Abb. 74). Das Rubbeln mit einem Frottiertuch oder mit entsprechend rauhen Schwämmen

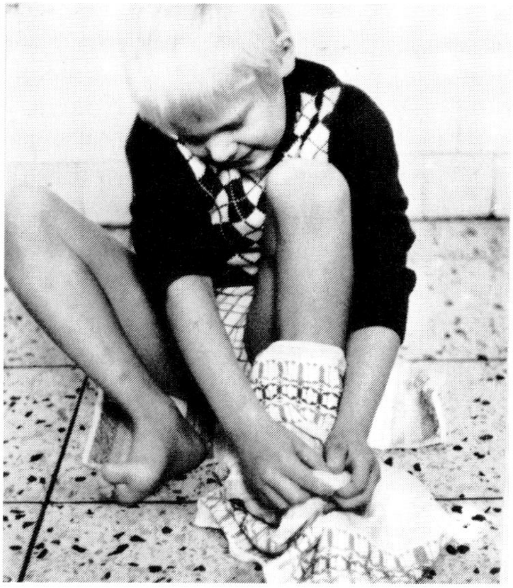

Sorgfältiges Abtrocknen zwischen den Zehen (Abb. 72)

(Abb. 73)

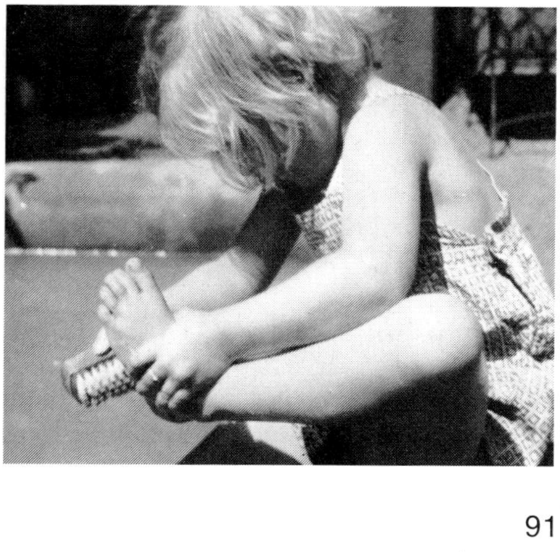

sorgt für Abwechslung in der Bürstenmassage. Nützlich ist auch der Gebrauch eines Bimssteines in Verbindung mit dem Fußbad, um damit Verhärtungen, rauhe Haut, Hühneraugen oder Schwielen zu entfernen. Keinesfalls sollten Scheren oder Messer zum Entfernen von Hautverdickungen benutzt werden. Diese Wucherungen der obersten Hautschicht, der „toten" Hornschicht, können kräftig mit Bimsstein abgerubbelt oder abgeschmirgelt werden. *Das Bürsten und Reinigen muß täglich, regelmäßig, ohne Hast erfolgen.*

Besonders notwendig ist eine gründliche Reinigung zur Abwehr gegen den Fußpilz. Diese häufige und unangenehme juckende Erscheinung ist eine typische Schmutzinfektion. Sie läßt sich am besten beseitigen durch kräftiges Reinigen und Rubbeln zwischen den Zehen und an allen Stellen, an denen sich die Haut löst. Weder Puder noch Salbe helfen so intensiv *wie tägliches mehrmaliges Säubern, Frottieren und so kräftig wie möglich die Haut zwischen den Zehen reiben und von allen lösbaren Hautteilen befreien.*

Das Übel wird noch vermehrt, wenn beim Sportunterricht, wie durch Erlasse in einigen Gemeinden veranlaßt, nicht mehr barfuß gelaufen werden darf, sondern Schuhe und oft noch dazu Strümpfe getragen werden. Hier

Das Rubbeln mit Frottiertuch ersetzt die Bürste *(Abb. 74)*

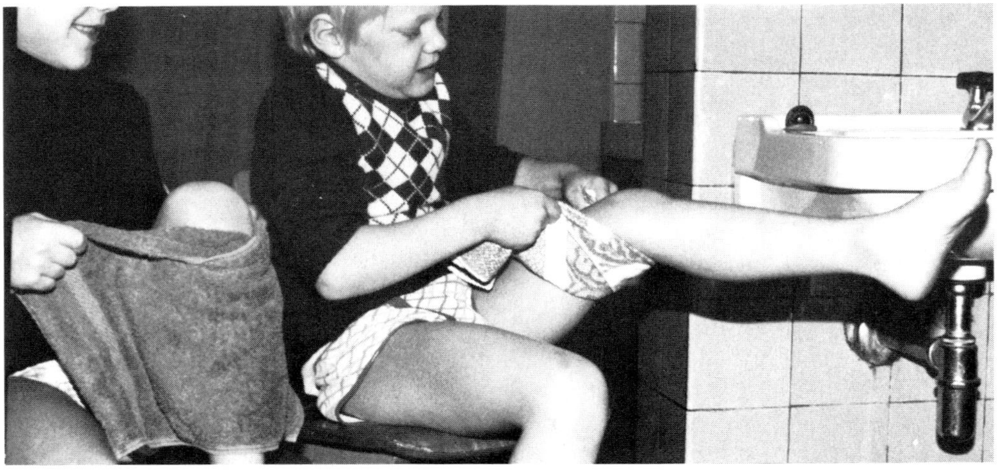

sollte lieber eine gesundheitserzieherische Aufklärung durch Reinigen und Massieren erfolgen. Denn durch das Schwitzen in Schuhen und Strümpfen wird der Fußpilz erst recht vermehrt. Wer im Sportunterricht nicht darauf achtet, daß der Hallenboden regelmäßig gut gesäubert und auch desinfiziert wird, und wer den Schmutz aus dem Umkleideraum in die Halle hineintragen läßt, muß sich nicht wundern, wenn der Fußpilz wie alle Schmutzkrankheiten sich weiter verbreitet. In manchen Schwimmbädern befindet sich eine Dusche zur „Fuß-Desinfektion" (Abb. 75).

Wechsel der Schuhe und ein genau abgegrenzter Schmutzraum gegenüber dem Sauberraum beim Betreten der Übungshalle sind eigentlich selbstverständliche Gesundheitshilfen, die zu jedem Sportunterricht gehören. Sie werden heute selten beachtet.

Tägliches Wechseln der Tagesstrümpfe und Säubern der Innenflächen der Schuhe sind ebenso notwendige hygienische Forderungen der Fußpflege, aber auch hieran mangelt es. Das Waschen der Strümpfe sollte zur täglichen Gewohnheit gehören, von der Kindheit bis ins Alter.

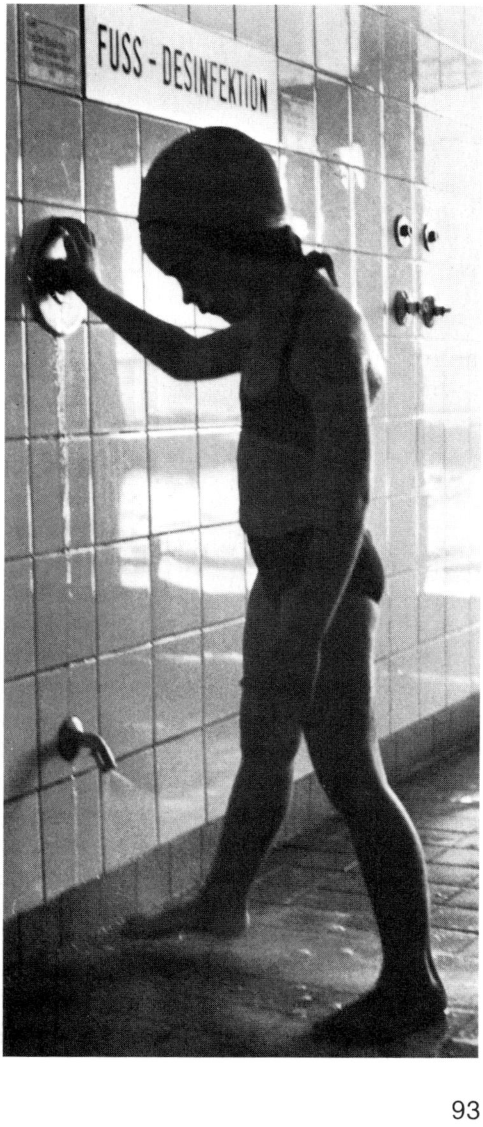

Desinfizierende Fußwäsche im Schwimmbad *(Abb. 75)*

Von der Ferse aufwärts die Wadenmuskeln massieren (Abb. 76)

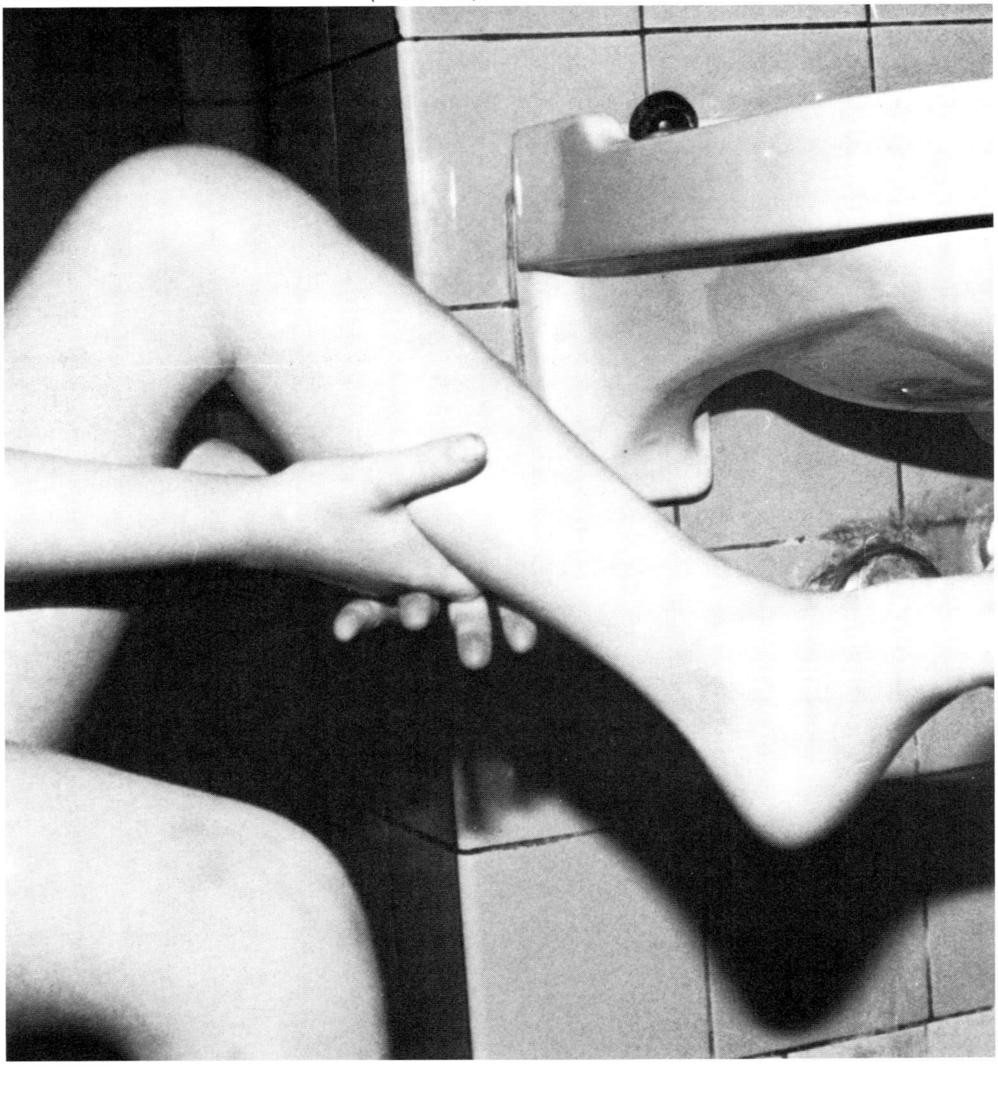

Die Pflege der Fußnägel ist wichtig, aber *Nagellack und Farbe sind für diese Schutzplatten eher schädlich als nützlich.* Sie führen in manchen Fällen zu erhöhter Nagelbrüchigkeit, zu Durchblutungs- und Ernährungsstörungen der Hornplatte. Gut durchblutete Nägel glänzen von Natur, sie benötigen heiße Bäder und etwas Fett.

Durch die Verbindung von Reinigen und Bürsten erfolgt schon eine Art *Massage* für den Fuß. Sie kann verstärkt werden durch spezielle *Massagegriffe*.
Wir wenden an:

- das Kneten, wie beim Teig kneten, mit beiden Händen kräftig die Muskeln durchwalken
- das Streichen, besonders kräftig ausstreichen, den Übergang von der Sehne in den Muskel, z.B. von der Achillessehne in die Wadenmuskeln (Abb. 76)
- beidhändiges Klopfen mit lockeren Fäusten in schneller Folge.

Mit beiden Händen wird ein Fuß umfaßt und beweglich auf und ab bewegt, der Vorfuß wie auch der Rückfuß. Mit kräftigem Druck des Daumens auf der Oberseite und der vier Finger auf der Unterseite massiert man am besten *in lockeren Gegenbewegungen* (Abb. 77).

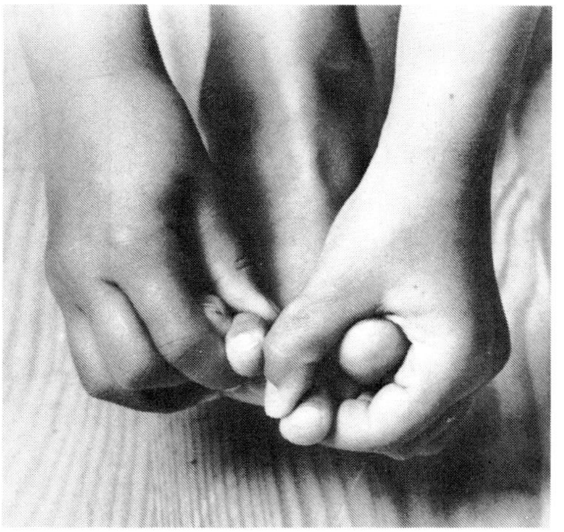

Bewegung der Zehen gegeneinander (Abb. 77)

Passives Umschlagen der Zehen (Abb. 78)

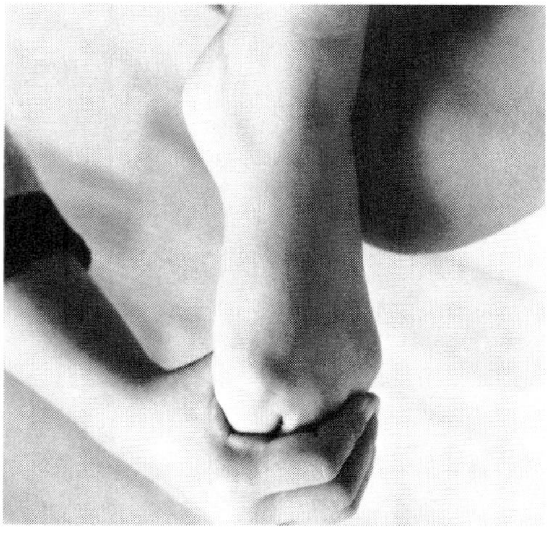

Knochen und Muskeln sollen dabei elastisch gegeneinander bewegt werden. Passive Bewegung der Zehen durch kräftigen Fingerdruck gegen die Fußsohle (Abb. 78).
Die Fußgelenke werden mit einer Hand von unten nach oben fest umgreifend massiert und anschließend die Achillessehne mit Daumen und Zeigefinger von der Ferse bis zur Wade hinauf lokker durchbewegt und kräftig ausgestrichen.
Auch die Wadenmuskeln müssen lokker mit einer Hand von unten nach oben durchmassiert und durchbewegt werden, besonders nach anstrengenden Steh- oder Laufleistungen. Der Blutkreislauf der Muskulatur muß unterstützt werden, um vorhandene Ermüdungsstoffe (Muskelkater) wieder abzuschwemmen. Der vierköpfige Oberschenkelmuskel (Oberseite) sollte in die Massage einbezogen werden und kräftig mit einer Hand oder mit beiden Händen hin und her gewalkt, durchmassiert werden. *Fußmuskeln, Unter- und Oberschenkelmuskeln bilden eine Einheit beim Massieren.* Zwei- bis dreimal wöchentlich sollte die Selbstmassage zur Körperpflege gehören.

Druck- und Reflexmassage

Innerhalb der Massagetechniken erreicht die *Druckmassage oder Reflexmassage* durch entsprechend ausgebildete Masseure eine besondere Wirkung, die bestimmte Ursachen und Wirkungen innerhalb der Körperzonen miteinander in Verbindung bringt. Bei INGHAM wird H. FITZGERALD als „Begründer der Zonentherapie" zitiert: „Er entdeckte die chinesische Methode der Zonentherapie, daß Druck und Massage an gewissen Zonen normale physiologische Wirkungen bei allen Teilen der behandelten Zone zuwegebringen . . .[18]" Kräftiger, pressender Druck ist eine Art Auspressen der Muskulatur mit Beseitigung von Schlacken, Ermüdungsrückständen, erbringt danach als Reflex eine intensive Durchblutung. Aber dieser Reflex wirkt nicht nur auf diese Stelle, die gepreßt wurde, sondern steht in Zusammenhang mit anderen Körperzonen. Abb. 79 und Abb. 80 entstammen zwei verschiedenen Quellen[18 u. 19]. Der Drucksitz für die Beeinflussung der Reflexe ist anfangs oft schmerzhaft: „Der Daumendruck, der auf die Kristalle in den Nervenendungen trifft, verursacht die starken Schmerzen in den Reflexen während der Behandlung. Sobald sie durch den Prozeß der Massage aufgelöst werden, trägt sie das Blut allmählich mit sich fort, wenn es dreimal in der Minute seinen Kreislauf von den Füßen zurück zum Herzen macht[18]."

Für diese Massagetechnik werden Anregungen gegeben:

„Massieren Sie langsam mit schleichender Bewegung. Massieren Sie mehr mit der Daumenspitze als mit dem Daumenballen. Wenden Sie einen starken Druck an, aber zugleich spielerisch zunächst, und lassen Sie dann allmählich in dem Maße, wie es der Patient ertragen kann, den Druck anwachsen[20]."

Ich selbst lernte eine Art Druck-Preß-Massage in Honolulu kennen. Dort wird sie unter dem Namen „Lomi-Lomi" traditionell gepflegt. Die Massage dauerte mindestens eine Stunde. Sie war an manchen Stellen schmerzhaft durch den intensiven Druck, anschließend aber angenehm durch die bessere Durchblutung und Erwärmung. Diese Druckmassage bezog sich natürlich nicht nur auf die Füße, denn derartige Reflexzonen verteilen sich über den ganzen Körper.

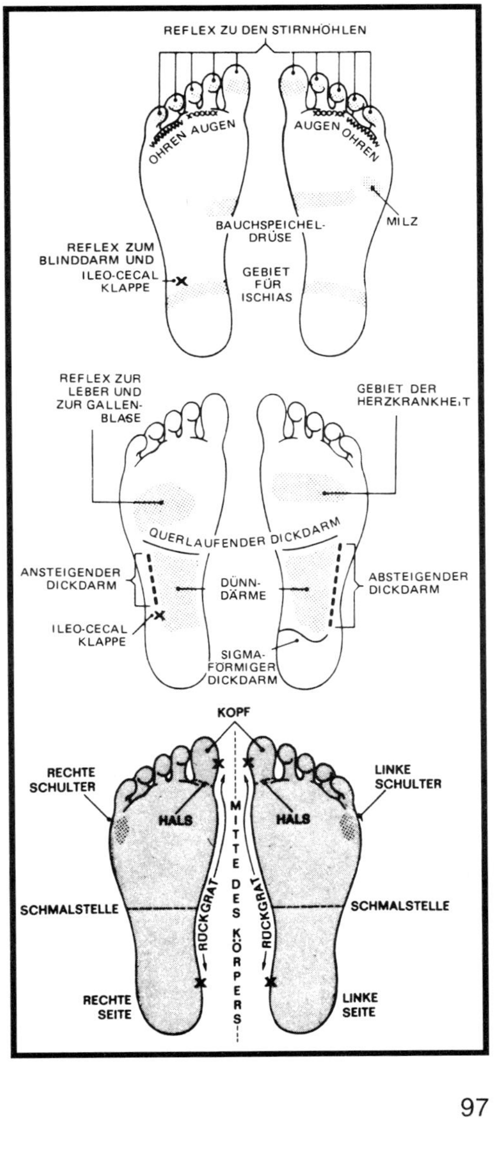

Die Reflexzonen bei der Druckmassage (Abb. 79)

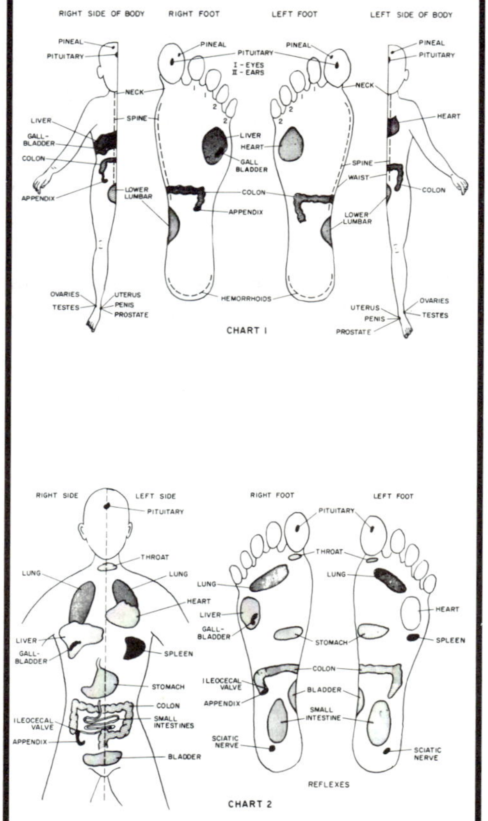

Reflexzonen bei der Druckmassage (Abb. 80)

Wechselbad

Notwendig als Kreislaufanregung ist das Wechselbad mit warmem und kaltem Wasser.

Entweder kann in der warmen Badewanne durch kaltes Abduschen der Beine und Füße im Wechsel mit Eintauchen in das warme Bad dieser Reiz erfolgen, oder durch abwechselndes Eintauchen der Füße in eine Schüssel mit Warm- und eine Schüssel mit Kaltwasser. Kurzzeitiger Wechsel, insgesamt nicht länger als 3–5 Minuten, ergibt den stärksten Reiz.

Man kann diesen Temperaturwechsel-Reiz auch in Form des Wassertretens durchführen: in die Badewanne ca. 10 cm hoch kaltes Wasser einlassen und schnell – kräftig tretend – links und rechts in der Badewanne herumspazieren. Anschließend erwärmt man die Füße kurz mit warmen Wasser aus der Handbrause. Diese Prozedur wird zwei- bis dreimal wiederholt.

Bekannt sind die KNEIPP-Tretbecken mit demselben Ziel oder das Tautreten im Gras, oder ein kurzer Lauf im Schnee. Diese Maßnahmen dienen der verstärkten Durchblutung und vermitteln das Wohlgefühl warmer Füße. Wichtig dabei ist die Regel: *regelmäßig, intensiv, kurzzeitig üben.*

Beispiel für ein Abendprogramm

W. THOMSEN stellte zur Fußpflege ein *Abendprogramm* zusammen mit folgenden Einzelheiten:

1. *Heißes Fußbad*
   Reinigung der Füße mit Seife und Bürste und Studium der Fußbewegungen

2. *Selbstmassage*
   Nacheinander:
   Ausstreichen der Wadenmuskeln
   Knetung der Wadenmuskeln
   Ausstreichung von Fußrücken und Streckmuskulatur
   Wechselknetung des Vorfußes und Fußsohle

3. *Passive Übungen*
   Groß- und Kleinzehen dehnen
   Großzeh für sich dehnen
   Kleine Zehe passiv beugen
   Dehnung der Wadenmuskulatur
   Die Umschlagübungen
   Dehnung des geraden Schenkelmuskels
   Passive Überstreckung der Hüftgelenke zur Beckenaufrichtung

4. *Aktive Übungen*
   Gehen im Hochzehenstand
   als aktive Erhöhung der Längsgewölbe

5. *Massage der Fußsohle*[21].

Es gibt nur wenige Menschen, die spontan und ohne Scham ihre Füße nackt zeigen. Warum das so ist? Viele fühlen undeutlich, daß ihre Füße mißgestaltet oder verkrüppel sind. Kinder und Jugendliche finden ihre Entstellungen fast selbstverständlich: „Das habe ich schon lange", „Meine Mutter hat das auch", „Ich bekomme meine Schwielen herausgeschnitten", „Ich trage schon immer Einlagen", „Ich hab's von meinen Eltern geerbt" – das sind die Erklärungen, mit denen sie sich zufriedengeben.
Die Betrachtung und Beurteilung des Fußes muß ebenso wie die Pflege der Haare, der Zähne, der Hände zur täglichen Hygiene gehören.

Die Fußbekleidung

„Unter dem Pantoffel der Mode" nannte der Arzt A. LIEB seine „schuhgeschichtliche Betrachtung eines Arztes"[22].

Innerhalb der Kulturgeschichte der Völker ist die Geschichte der Fußbekleidung eines der anschaulichsten Beispiele für die Art und Weise, wie körperliche Mißbildung als besonders ästhetisch empfunden wird[23]. Bis heute.
Von den Schnabelschuhen bis zur Einschnürung des Fußes bei den Chinesen waren verkrüppelte Füße oft ein Zeichen des Standes, der nicht hart körperlich arbeiten mußte und sich selten zu Fuß fortbewegte.
Die Studien von K. GAULHOFER zur „Fußhaltung" wurden von ihm als „Beitrag zur Stilgeschichte der menschlichen Bewegung"[24] charakterisiert. In diesem umfangreichen Dokument wird ausführlich die verschiedene Fußstellung des Tänzers, des Soldaten, des Fechters u.a. beschrieben und damit auch der Zwang, zugehörig zu einer speziellen Gesellschaftsschicht, sich einem bestimmten Haltungs-Stil zu unterwerfen und damit auch einer vorgeschriebenen Fuß-Haltung. So wurden die Vorschriften für die Grundstellung des Soldaten aus der unfunktionellen Belastung einer Auswärtsdrehung der Füße in eine normale Parallelstellung gewandelt.
Über die Schuhbekleidung gibt es zahlreiche Forschungen, um die Leistungsfähigkeit bei Dauerbelastung ohne Beschwernisse zu erreichen. Auch im heutigen Zeitalter des Sports und der Rückkehr zu einer natürlichen Bewegung und Haltung ist der modische Schuh das größte Hindernis auf dem Weg zu formvollendeten Füßen. Die hohen Absätze, sogar in Verbindung mit Schaftstiefeln, verhindern die Abwicklung des Fußes und damit die Elastizität der Fuß- und Wadenmuskeln. Wer häufig Schuhe mit hohen Absätzen trägt, hat Schmerzen beim Barfußlaufen, weil durch die Verkürzung von Achillessehne und Wadenmuskeln der Fuß sich nicht mehr in voller Länge dem Boden anschmiegen kann. Der unsichere Gang auf zu schmalen Absätzen verhindert eine weitausgreifende, schnelle, elastische Schrittfolge.
Petrus CAMPERS klagt 1791 schon in seiner Einleitung zu einer Abhandlung „Über die beste Form der Schuhe": „Man muß erstaunen, daß Leute von Verdiensten zu allen Zeiten die Sorge für die Füße der Pferde, Maulesel, Ochsen und anderer Last- und Satteltiere bis auf Kleinigkeiten erstreckt, und die ihres eigenen Geschlechts gänzlich

vernachlässigt, und der Unwissenheit der Handwerker überlassen haben, die, zusammengenommen, nur aus Übung, und nach der lächerlichen Mode und dem verdorbenen Geschmack ihres Zeitalters arbeiten können. Das heutige Fußwerk dient wirklich von unserer Kindheit an nur dazu, die Zehen zu verunstalten und an den Füßen Hühneraugen hervorzubringen, welches unseren Gang nicht allein unangenehm, sondern sehr oft unmöglich macht: eine notwendige Wirkung der Ungeschicklichkeit unserer Schuster"[25].

(Abb. 81)

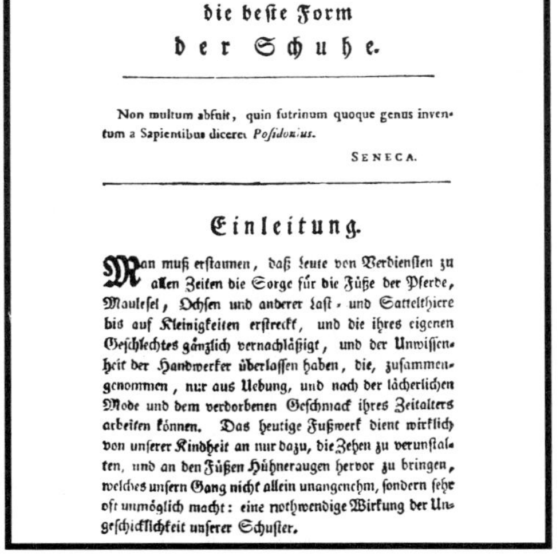

Ueber

die beſte Form

der Schuhe.

Non multum abfuit, quin ſutrinum quoque genus inventum a Sapientibus diceret *Poſidonius.*

SENECA.

Einleitung.

Man muß erſtaunen, daß Leute von Verdienſten zu allen Zeiten die Sorge für die Füße der Pferde, Mauleſel, Ochſen und anderer Laſt- und Sattelthiere bis auf Kleinigkeiten erſtreckt, und die ihres eigenen Geſchlechtes gänzlich vernachläßigt, und der Unwiſſenheit der Handwerker überlaſſen haben, die, zuſammengenommen, nur aus Uebung, und nach der lächerlichen Mode und dem verdorbenen Geſchmack ihres Zeitalters arbeiten können. Das heutige Fußwerk dient wirklich von unſerer Kindheit an nur dazu, die Zehen zu verunſtalten, und an den Füßen Hühneraugen hervor zu bringen, welches unſern Gang nicht allein unangenehm, ſondern ſehr oft unmöglich macht: eine nothwendige Wirkung der Ungeſchicklichkeit unſerer Schuſter.

Selbst der Kinderschuh ist selten fußgerecht geschnitten. Eine Untersuchung des Deutschen Schuhinstituts zeigte, daß von 2000 Schulkindern 70% *nicht*-passende Schuhe trugen.

Es ist ein großes Verdienst von Erne MAIER, Regeln für die Schuhindustrie und Maßtabellen für die Leistenindustrie für verschiedene Fußgrößen und -weiten für Kinder entwickelt zu haben. MAIER nennt drei wichtige Komponenten für die Schuhqualität:

- Gelenkbeweglichkeit
- Fußbettung
- Passen in Form, Länge und Weite.

Die Gelenkbeweglichkeit zeigt sich, wenn mit dem Schuh eine ähnliche Verwringung möglich ist wie mit dem Fuß. *Der Vorfuß muß dem Rückfuß gegenüber beweglich sein.* „Damit die Abwicklung des Fußes nicht behindert wird, muß der Schuh im Gelenk dreidimensional beweglich sein . . . Der fußgerechte Schuh ‚geht mit dem Fuß'" (MAIER).

Die Fußbettung ist keine Fußstütze. Diese wird abgelehnt. Die Fußbettung sorgt für eine besondere Unterstützung der „Belastungspunkte des Fußes, nämlich Ferse und Großzehenballen". Damit wird der empfindliche innere Längsgewölbebogen in seiner Tragfähigkeit unterstützt.

Das Passen in Form, Länge und Weite verlangt individuelle maßgerechte Schuhe, zumindest ein sehr differenziertes Angebot für die verschieden geformten Füße. Dabei gilt folgendes: *Die Zehen brauchen so viel Bewegungsraum, daß sie weder eingepfercht noch gestaucht werden.* Sie müssen sich frei spielerisch bewegen können, insbesondere die Großzehe. „Der passende Schuh ist länger als der Fuß, der ihn trägt" (MAIER). Der Fuß muß sich auch beim Laufen und Abdrücken nicht beengt fühlen, und die Zugabe beträgt bei Schuhgröße 31 nach MAIER 12–15 mm.

Die Weite des Schuhes ist im Verhältnis zur Länge richtig bemessen. „Stimmt die Länge des Schuhs, ist dagegen seine Weite zu groß, so rutscht der Fuß nach vorn in die Schuhspitze hinein und der Schuh erscheint zu groß, weil er hinten ‚schlappt'" (MAIER).

Der „Arbeitskreis Kinderschuh" hat eine Längen- und Weitentabelle (aka 64) geschaffen, und von MAIER wurde ein Mehrweitenmaßsystem (WMS) entwickelt und in die Verkaufspraxis eingeführt[26]. Trotz dieser idealen Angebote werden immer noch Schuhe, vor allem Kinderschuhe, falsch gewählt.

Aber nicht nur für Kinder, sondern auch für jeden Jugendlichen und Erwachsenen, der z. B. seine Schuhe für einen längeren Lauf wählen muß, bleibt das Problem der Schuhgröße. Der im Langstreckenlauf erfahrene Orthopäde W. GLOOR[27] aus Lausanne rät deshalb:

„Wählen Sie niemals Schuhe mit zu genauem Sitz, sonst quälen Sie Ihre Nägel im Verlauf des Rennens ... Es besteht ein Unterschied zwischen den Füßen von einzelnen Individuen. Es gibt lange und schmale Füße: In einem Standardschuh schaukeln solche Füße nach den Seiten hin. Um dies zu vermeiden, kauft der Interessierte „passende" Schuhe, d. h. engere. Das Schaukeln verschwindet dennoch nicht ganz, und die Zehen müssen trotzdem leiden.

Im entgegengesetzten Fall, bei einem breiteren Fuß, stellt sich ein Schaukeln nach hinten und vorne ein, weil die entsprechende Person sich eine etwas zu große Nummer kaufen mußte. Ich verstehe kaum, daß die großen Sportschuh-Firmen nicht fähig sind, uns für jede Größe einen Schuh mit großer und einen mit enger Weite zu präsentieren. Dies würde bereits einen großen Teil des Kummers beseitigen, der eine große Zahl von Läufern mit Schuhen heimsucht ..."

Hängt die Zehenfreiheit von der Form des Schuhes und des Strumpfes ab, so ist für das Abrollen *die Absatzhöhe* mitentscheidend: ein hoher Absatz hindert. Der Fuß ist in einem solchen Schuh gezwungen, sich in einer Art Zehenstand fortzubewegen. Bei Frauen, die nur hohe Absätze tragen, paßt sich der Fuß notgedrungen dieser Lage an: seine Zehen schieben sich auf der schiefen Ebene dicht an den Vorderfuß und verkrüppeln in dieser Dauerhaltung: durch die immer gehobene Ferse verkürzen sich die Wadenmuskeln. Wehe dem, der dann gezwungen ist, unbeschuht auf ebenem Boden zu laufen. Die Dehnung der verkürzten Wadenmuskeln schmerzt derartig, daß der Betroffene auch zu Hausschuhen mit gleichen hohen Absätzen greift und auf Laufleistungen natürlicher Art verzichtet. Mit solchem Schuhwerk läßt sich keine schnelle Fortbewegung erreichen: kleine, künstlich gehemmte Trippelschritte sind die Folge – eine Modetorheit! So wie die Mode den Schnürleib, den Reifrock erfand, wie sie der chinesischen Frau die Füße verkrüppelte, so ist als Überbleibsel einer vergangenen Welt, die noch die Arbeitskraft weiter Schichten brachliegen lassen konnte, die Modetorheit eines verbildenden, unnatürlichen Schuhwerks übriggeblieben.

Der einzige, der heute damit rechnen kann, durch langwierige Forschung eine fußgerechte und leistungsgerechte Fußbekleidung zu erhalten, ist der Hochleistungssportler. Firmen wie Adidas bemühen sich in jahrelangen Versuchen, für jede Sportart die bestmögliche Schuhform zu entwickeln. So erhält der Läufer, der Springer, der Fußballspieler den individuell für seinen Sport entwickelten Schuh, und diesen wiederum spezialisiert auf nasses oder trockenes Wetter, auf harten, weichen, schlüpfrigen Boden u.a. Warum wird nicht für Jedermann eine solche wichtige Investition geschaffen?

Schuhe sollten nur vor kalter oder nasser Witterung schützen. Das Oberleder oder die dafür gewählten Stoffe müssen luftdurchlässig sein. Die Sohle muß elastisch und drehbeweglich gewählt werden. Bei der Wahl einer *Sandale* kann die BÖHMER-THOMSEN-Sandale empfohlen werden, weil sie „das statische Stützprinzip und das dynamische Bewegungsprinzip" vereint (THOMSEN). Die Holzsohle entspricht durch die Zehengreifarbeit der natürlichen Verwringng des Fußes, und der Fersenteil übernimmt dabei Stützfunktion. In die Holzsohle ist ein Zehengreifwulst eingearbeitet mit einem schmalen Querriemen, und der Träger der Sandale wird dadurch gezwungen, bei jedem Schritt kräftig mit den Zehen die Holzsohle am Fuß zu halten (Abb. 82).

Jeder Schritt ohne klappende Sandale bedeutet daher Fußgymnastik. *Lautlos mit den Holzsandalen laufen ist das Ziel.* Für diese BERKEMANN-Sandale haben wir als „Modell Sporthochschule" noch einen Zwischenriemen zwischen Großzeh und zweitem Zeh empfohlen und einarbeiten lassen. Damit ist gleichzeitig – wie auf den antiken Sandalen-Bildern – die Abzieher- und Beugetätigkeit des Großzehs im Sinne einer Stützfunktion aktiviert.

Jede Art von Fußbekleidung ist nur ein Notbehelf, ähnlich einem Handschuh eine Hilfe bei kühler Witterung. Die einzige fußgerechte Fortbewegung ist Barfußlaufen, denn nur barfuß wird der Fuß gekräftigt und seine sehr differenzierte Bewegungsfähigkeit entwickelt. Darum sollte auch Barfußlaufen möglichst immer wieder auf verschiedenartigem Boden, auf Gras-, auf Kiesboden, auf möglichst unebenem elastischen Boden gepflegt werden. Landkinder, die nur barfuß laufen, spüren weder Stoppelfelder noch steinigen Boden, so muskelelastisch sind ihre Fußsohlen entwickelt. Für Fußschwächlinge gibt es an einigen Heimen oder Schulen schon Trainingspfade mit Kleinkiesbelag.

Einlagen im Schuh sind nur in seltenen Fällen notwendig, keinesfalls bei Kindern. „Der Fuß des Kindes läßt sich noch umformen. Er bleibt bildsam zum Guten oder zum Schlechten, solange das Kind wächst" (SCHEDE). Keinesfalls braucht der Kinderfuß eine Stütze, weder feste Stiefel noch sonstige Stützen: „Der gesunde Fuß braucht keine andere Stütze als eine kräftige Muskulatur. Alle Vorrichtungen, welche die Muskelarbeit hemmen, schwächen die Muskulatur und *erzeugen* die Senkung" (SCHEDE). Der Erwachsene dagegen kann als Notbehelf auf die Einlage nicht verzichten, wenn er

- Übergewicht hat
- bei geschwächten Füßen einen Beruf ausübt mit dauerndem Stehen oder Lastentragen.

Nur dort, wo sich bei Verbildung, übermäßigem Körpergewicht, starke Gewebeschwäche die Muskelkraft nicht mehr in dem notwendigen Stärkeverhältnis zu entwickeln vermag, hat die Einlage ihre Berechtigung. Sie dient dann aber lediglich der Verhütung weiterer Schäden.
Auch für den Erwachsenen gilt: zuerst die Muskulatur täglich und intensiv üben und nur, um weitere Schädigungen zu vermeiden, zeitweise die Einlage gebrauchen.

Fa. Berkemann Sandale: „Böhmer-Thomsen-Modell" mit Zehenwulst als Modell „Sporthochschule Köln", angefertigt auf besonderen Wunsch von Prof. Diem mit japanischer Riemenführung." *(Abb. 82)*

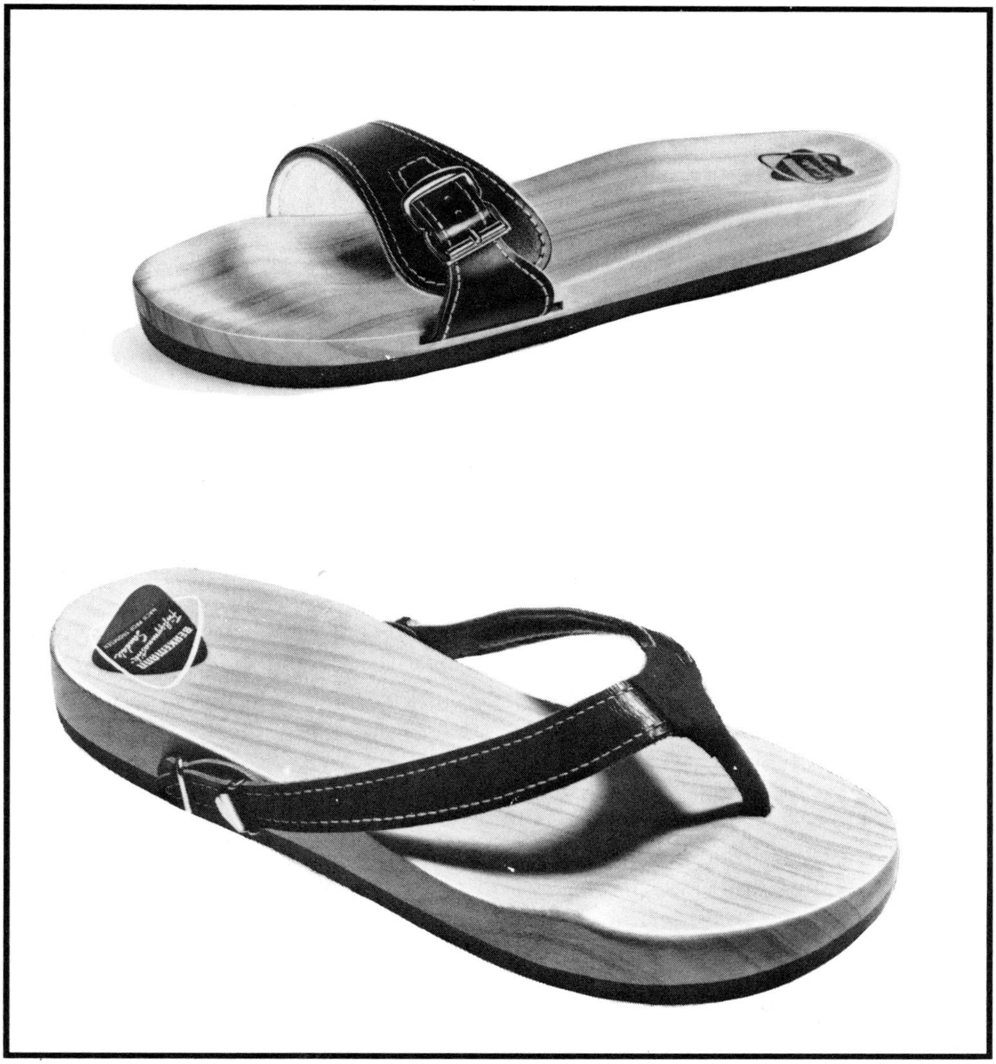

Wir sprechen hier nur von Fußschwächen und nicht von Fußschäden, die einer speziellen orthopädischen Behandlung bedürfen.
Erwachsene mit Bindegewebsschwächen, mit schlaffer Muskulatur und Übergewicht bedürfen manchmal auch der Stützstrümpfe, Kompressionsstrümpfe, deren Gummibandage hilft, eine Venenausweitung (Krampfadern) zu vermeiden. *Bandagen sollten nur vorübergehende Stützhilfen sein,* die durch aktive Übung, durch Massage und kreislaufanregende Bäder überflüssig werden. Denn sowohl die Einlage wie der Stützstrumpf *vermindern die eigene Aktivität.* Sie legen die Muskulatur lahm, sie schwächen weiter, anstatt zu kräftigen. Sie wirken, ähnlich dem Korsett früherer Zeit, das, angeblich als Rumpfstütze, der Frau den Brustkorb einengte und die Atmung verflachte. *Jede Art von Stütze muß durch eigene Muskelarbeit geformt werden.* Ein Muskelkorsett für den Rumpf ebenso wie ein *Muskelkorsett für den Fuß.*
Auf alten Bildern können wir noch naturgemäße Sandalen sehen, bei denen der haltende Riemen zwischen Groß- und zweitem Zeh durchläuft (u.a. bei Dürer: „Die Propheten"). Diese für die Spreizfähigkeit des Großzehs und dann für die Fußkraft wichtige Schuhhilfe können wir heute noch bei japanischem und indischem Schuhwerk finden. Vielleicht, daß die Schnellkraft und Sprungleistungen dieser Völker mit dieser Fußkultur zusammenhängen, die ja durch die Dehnübungen im Yoga-Sitz noch wesentlich unterstützt werden. So findet man in Indien u.a. auch Kinderspielzeug, das diese Fußkraft entwickelt – wie z.B. Bambus-Stelzen und Hüpfglocken, bei denen das Fassen der Stelze durch „Zangengriff" des Großzehs bewirkt wird.
Jeder Mensch ist selbst verantwortlich für seine Gesundheit. Schmerzhafte Füße, damit verbunden ein schmerzender Rücken und die Unfähigkeit, sich ausreichend zu bewegen, sind Folgen der Unvernunft des Menschen, seiner Trägheit und mangelnden Einsicht. Der menschliche Körper ist eines der großartigsten Instrumente, das wir besitzen, mit einem weisen Bauplan für ein langes Leben.

Beispiele der Schuhmode

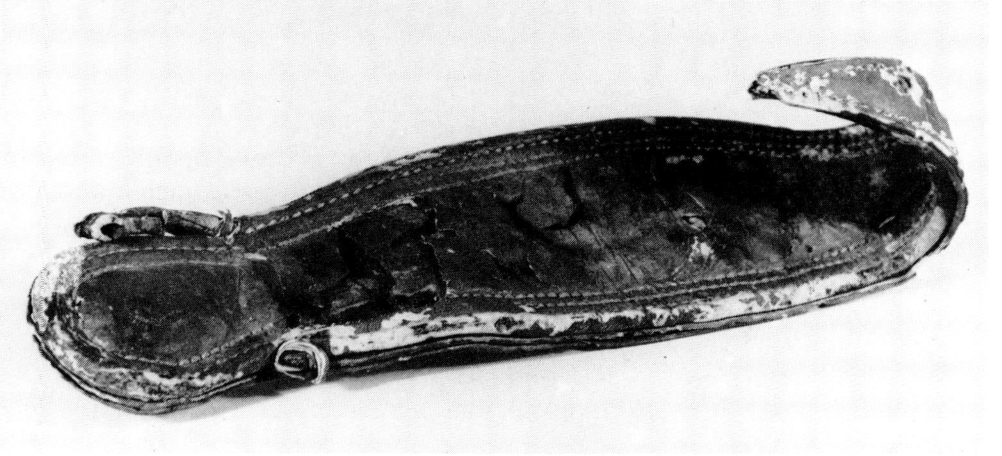

Ägyptische Schnabelsandale, hethitisch beeinflußt, um 1400 v. Chr. (Abb. 83)

Altägyptische Sandale, 1500–1300 v. Chr. (Abb. 84)

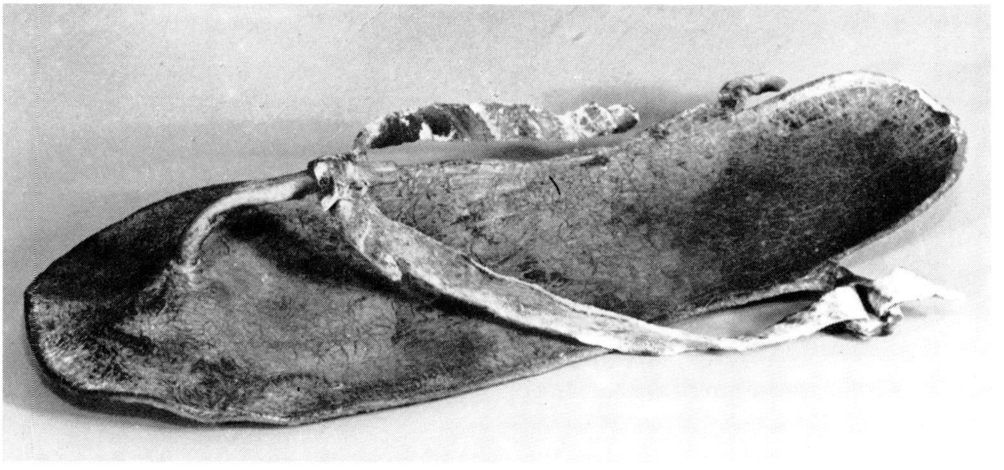

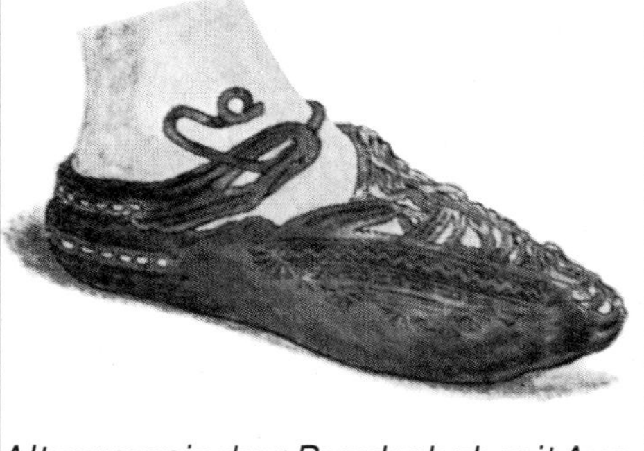

Altgermanischer Bundschuh mit Ausschmückung (Abb. 85)

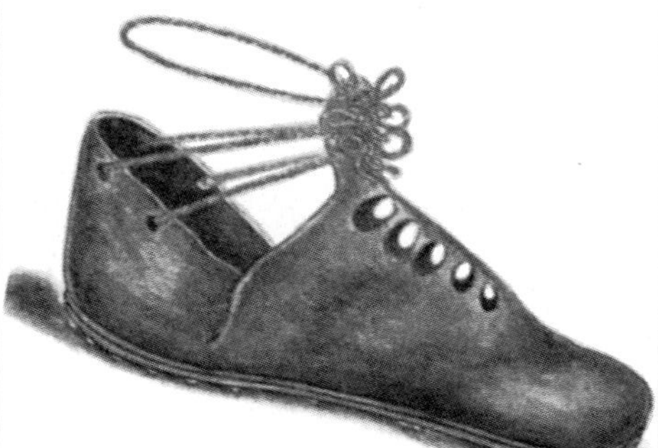

Gotischer Schuh mit „Nasenlöchern“ und verstärkter Sohle (Abb. 86)

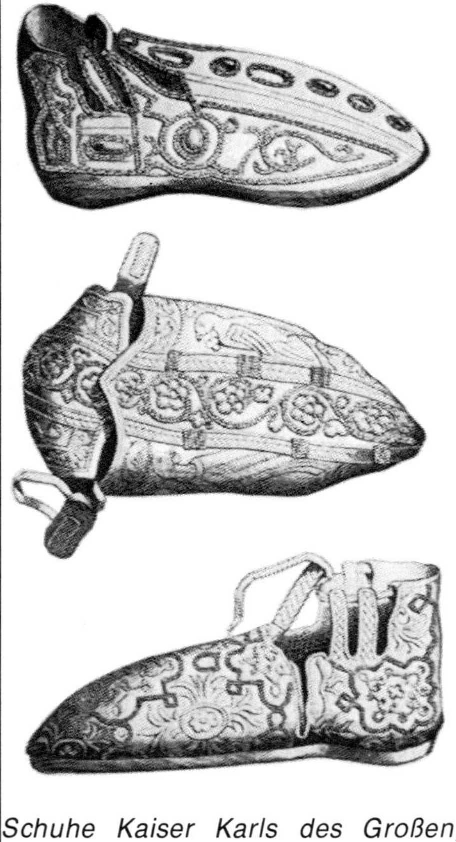

Schuhe Kaiser Karls des Großen, edelstein- und perlenbesetzt, 9. Jh., Originale im Reichsschatz in Wien (Abb. 87)

Elegante Damen-Reitstiefel um 1840; ungarische Form *(Abb. 88)*

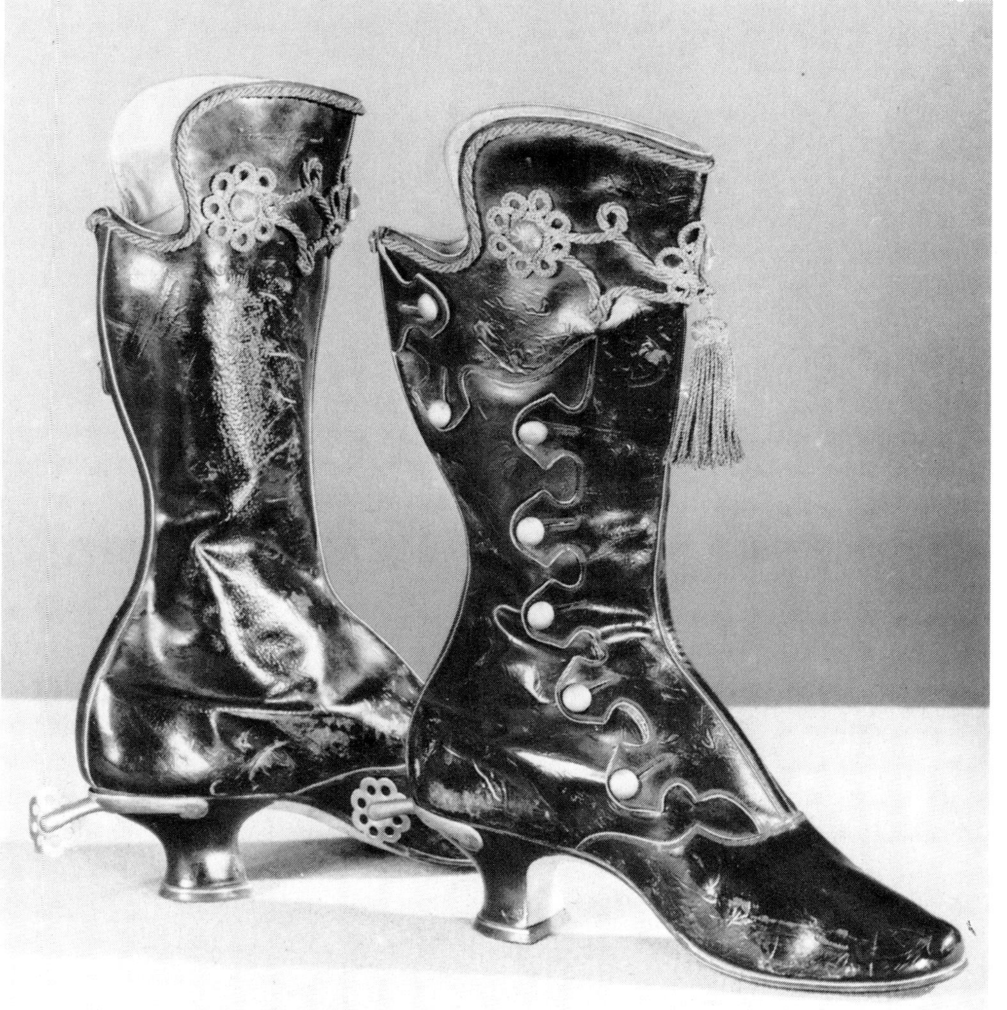

Escarpin aus Goldleder; einfacher Schuh mit Ausschnitt über dem Rist und flachem Absatz aus der Zeit um 1800 *(Abb. 89)*

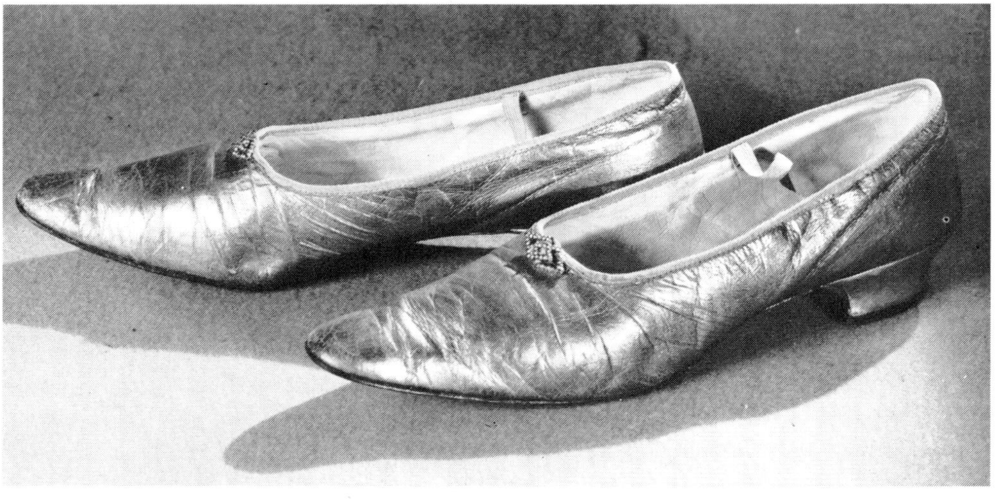

Als „Gigerlschuh" wurde um 1900 ein Herrenschnürschuh in übertrieben spitzer Form bezeichnet *(Abb. 90)*

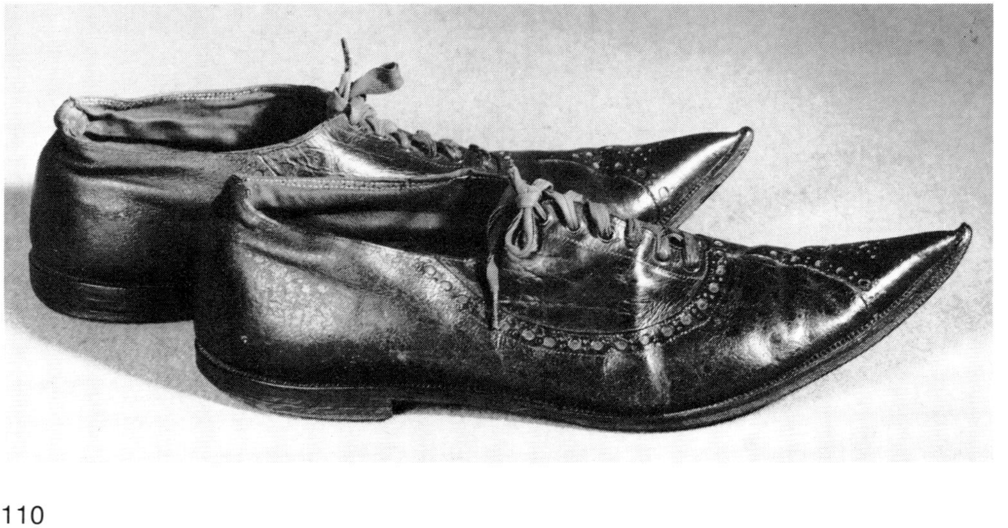

„Bis zu den Waden reichten diese Damenknöpfstiefel aus dem Jahre 1873. Ihr Fuß bestand aus Leder mit Metallstickerei, der Schaft aus Damast mit einer Schleife versehen. Der Absatz – ein typischer sogenannter Pinetabsatz – ist hoch, geschweift und nicht mehr aus einzelnen Lederscheiben zusammengesetzt“ (Abb. 91)

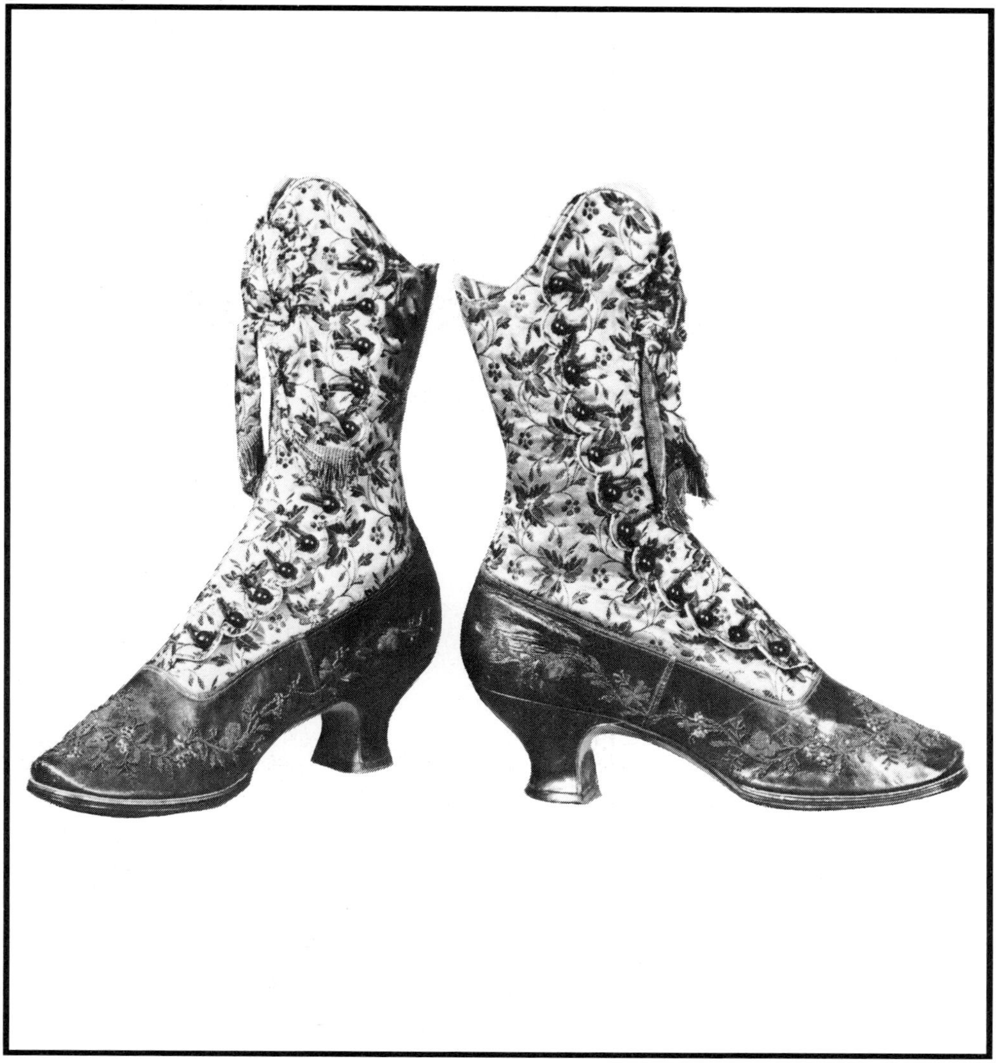

Literaturverzeichnis

BENNINGHOFF, A./GOERTTLER, K.: Lehrbuch der Anatomie des Menschen, Bd. 1: STAUBESAND, J.: Allgemeine Anatomie, Zytologie und Bewegungsapparat. Urban & Schwarzenberg, München, Berlin, Wien 1975[11]

BIRKENSTOCK-ORTHOPÄDIE (Hrsg.): Buch der Fußgesundheit. Birkenstock. Bad Honnef, o.J.

BRECHT, K.: Muskelphysiologie. In: KEIDEL, W.D. (Hrsg.): Kurzgefaßtes Lehrbuch der Physiologie. Thieme. Stuttgart 1970[2]

BROWN, Chr.: Mein linker Fuß. Scherz. Bern, München, Wien 1971

CARTER, M.: Helping Yourself With Foot Reflexology. Parker. West Nyack, N.Y. USA 1973

CASPERS, H.: Zentralnervensystem. In: KEIDEL, W.D. (Hrsg.): Kurzgefaßtes Lehrbuch der Physiologie. Thieme. Stuttgart 1970[2]

DIEM, L.: Juchhei, die Kleinsten turnen. Manz & Lange. Göttingen 1949

DIEM, L.: Spielend helfen. Fußgymnastik des Kindes. Manz & Lange. Göttingen 1958 (vergriffen)

DIEM, L.: Pädagogische Grundlagen der Haltungserziehung. Aus: Beiträge zur Sportmedizin Bd. 2: Sportliche Leistung und sportärztliche Betreuung. Karger. Basel, München, Paris, London, New York, Sydney 1971

DIEM, L.: Der gesunde Fuß. Hrsg.: Deutsche Angestellten-Krankenkasse. Hamburg 1971

DIEM, L./SCHOLTZMETHNER, R.: Schulsonderturnen. Limpert. Frankfurt/M. 1974

DIEM, L.: Auf die ersten Lebensjahre kommt es an. Intelligenz durch Bewegungstraining. Deutsche Verlags-Anstalt. Stuttgart 1976

FLÜGGE, C. u.a.: Über den Einfluß einer längeren Benutzung von Kompressionsstrümpfen auf die Kraft der Beinmuskulatur. In: Sportarzt und Sportmedizin 12 (1971) 287ff.

GAULHOFER, K.: Die Fußhaltung. Ein Beitrag zur Stilgeschichte der menschlichen Bewegung. Rudolph. Kassel 1931

GLOGANER, W.: Fußgymnastik zur Besserung und Vorbeugung von Deformationserscheinungen. In: Die Leibesübungen 5/1957/58/5ff.

GLOOR, W.: Der Fuß ist die Basis. In: Spiridon. 1976/5, 7ff.

HAASE, J.: Haltung und Bewegung und ihre spinale Koordination. In: HAASE, J. u.a.: Sensomotorik. Urban & Schwarzenberg. München, Berlin, Wien 1976

HELFRICH-DÖRNER, A.: Alte Liebe zu schönen Schuhen. Haus und Heim-Verlag, Hamburg 1961

HOHMANN, G.: Fuß und Bein. Bergmann. München 1951[5]

HOHMANN, G.: Das Kind und sein Fuß; Die Frau und ihr Fuß; Der Mann und sein Fuß – Kleine Winke zur Erhaltung der Fußgesundheit. Hrsg.: Deutsche Gesellschaft zur Förderung der Fußgesundheit. München o.J.

HOLLMANN, W.: Zentrale Themen der Sportmedizin. (Hrsg.) Springer-Verlag, Berlin/Heidelberg/New York 1977[2]

HORT, W.: Die Belastung des Fußes beim Leistungssportler, präventive Maßnahmen und Therapie. In: Sportarzt, Sportmedizin 1977/Heft 4

INGHAM, J.: Geschichten, die die Füße erzählen. INGHAM. Rochester-USA 1966[2]

JUNG, R.: Einführung in die Bewegungsphysiologie. In: HAASE, J. u. a.: Sensomotorik, Urban & Schwarzenberg. München, Berlin Wien 1976

KEMLEIN, W./MÖHLER, E.: Wie schützen wir uns vor Fußleiden. In: Deutsches Hygiene-Museum (Hrsg.): Kleine Gesundheitsbücherei Nr. 1, München 1948

KÜNZEL, W.: „. . . und die Füße", aus Leibesübungen und Leibeserziehung, Wien 1951/6

LIEB, A.: Unter dem Pantoffel der Mode. Schuhgeschichtliche Betrachtungen eines Arztes. Dietl. München 1951

MAIER, E.: Fragen zum Kinderfuß und Kinderschuh. In: Unsere Jugend (1959) 5/6

MAIER, E.: Wachstum und Entwicklung des kindlichen Fußes. In: Die Therapiewoche 9 (1959) 254 ff.

MAIER, E.: Der gegenwärtige Stand der Kinderschuh-Forschung. Aus: Verhandlungen der Deutschen Orthopädischen Gesellschaft. Enke. Stuttgart 1961

MAIER, E.: Die Grenzen des normalen und die Beurteilung der Fehlhaltungen beim Fuß des Kindes. In: Öffentlicher Gesundheitsdienst 23 (1961) 140 ff.

MAIER, E.: Längsschnittuntersuchung über die Reifung des Kinderfußes. Aus: Monatsschrift für Kinderheilkunde (1961) 3, 222 ff.

MAIER, E.: Die Gesunderhaltung des Kinderfußes. In: Der Fuß (1961) 1, 4 ff.

MAIER, E.: Neue Gesichtspunkte bei der Beurteilung von Kinderschuhen. Aus: Medizin heute. 10 (1961) 330 ff.

MAIER, E.: Über das Passen und Anpassen der Kinderschuhe. Eine Stellungnahme zu Aufsätzen und Leserbriefen. In: Schuhmarkt (1962) 11

MAIER, E.: Der Kinderschuh auf dem Lande. Aus: Niedersächsisches Sozialministerium (Hrsg.): Hygiene des Dorfes. Hannover 1962

MAIER, E.: Das Weitenproblem beim Kinderschuh. Aus: Der Schuhmarkt (1962) 24

MAIER, E.: Die Skelettaufstellung nach Form, dargestellt an einem menschlichen Fuß im hohen Zehenstand. Aus: Der Präparator (1962) 4

MAIER, E.: Kinderschuhe getestet. Aus: Der Fuß (1964) 3

MAIER, E.: Die Entwicklung des Kinderfußes und die Fußbekleidung im Kindesalter. Aus: Der Fuß (1964) 7

MAIER, E.: Der Fuß – das unverstandene Organ. Aus: Der Fuß (1965) 2

MAIER, E.: Unser gegenwärtiges Wissen über schuhbedingte Fußschwächen. Aus: Der Fuß (1965) 7

MAIER, E.: Stehen wir vor einer Wende im Kampf gegen die Fußschwächen? Aus: Der Fuß (1965) 9

MAIER, E.: Was sind fußbewegliche Schuhe? Aus: Der Fuß (1965) 11

MAIER, E.: Das Kinderschuh-Problem. Aus: Gesundheitsfürsorge 15 (1965b) 32ff.

MAIER, E.: Wie heißt es richtig? Aus: Der Fuß (1966) 1/2

MAIER, E.: Arbeitskreis Kinderschuh – aka 64 – aus ärztlicher Sicht. Aus: Gesundheitsfürsorge (1966) 6

MAIER, E.: In eigener Sache: T3-Kinderschuhe. Zur Information des Arztes. Gustav Hoffmann. Kleve 1968

MAIER, E.: Zur Verhütung der Fußschäden bei Kindern. Gustav Hoffmann. Kleve 1968

MAIER, E.: Der nichtbehandlungsbedürftige Kinderfuß. Aus: Zeitschrift für Orthopädie (1968) 4, 565ff.

MAIER, E.: Die Gesunderhaltung des Kinderfußes. Aus: Der Fuß (1969) 1

MAIER, E.: Der gesunde Kinderfuß, seine Entwicklung und Bekleidung. In: Praktische Orthopädie Bd. 4, Vordruck. Bruchsal 1973

MAIER, E./MAU, H.: Diagnostik und Behandlungsbedürftigkeit von Fußdeformitäten bei Kindern. In: Deutsches Ärzteblatt (1974) 8, 527ff.

MAIER, E.: Der Fuß. Anatomie in Form und Funktion, Reifung und Entwicklung. Gustav Hoffmann. Kleve 1977

MATTHIASS, H.H.: Probleme der Haltungsbeurteilung. Hrsg. Arbeitsgemeinschaft zur Förderung haltungsgefährdeter Kinder und Jugendlicher. Düren o.J.

MÖHLER, E.: Das Widerstandsvermögen des Fußes. Eine qualitative Untersuchung unter besonderer Berücksichtigung der Fußkleidung. Springer. Berlin 1939

MORTON, D.J.: The Human Foot. Columbia University. New York, 1948[4]

NEUMANN-NEURODE, D.: Gerade Beine und gesunde Füße. Quelle & Meyer. Leipzig 1929

PSCHYREMBEL, W.: Klinisches Wörterbuch, Walter de Gruyter, Berlin/New York 1972

RÜTT, A.: Ergebnisse einer Fußreihenuntersuchung. In: Zeitschrift für Orthopädie 83 (1953) 9ff.

SCHALES, H. u.a.: Über die Abstoßkräfte des Fußballens bei Gang, Lauf. In: Ergonomics (1967) 10, 683ff.

SCHARLL, M.: So lernt das Kind sich gut halten. Thieme. Stuttgart 1964[6]

SCHEDE, F.: Zehenfreiheit im Schuh als ärztliche Forderung zur Verhütung von Fußfehlern. Aus: Zeitschrift für Krüppelfürsorge Bd. 35. Barth. Leipzig 1942

SCHEDE, F.: Hygiene des Fußes. Thieme. Stuttgart 1953[7] (1. Aufl. 1941)

SCHEDE, F.: Grundlagen der körperlichen Erziehung. Enke. Stuttgart 1969[5] (1. Aufl. 1935)

SCHOLTZEMETHNER, R.: Die körperliche Leistungsschwäche im Kindesalter und ihr Ausgleich durch kompensatorischen Sport. Eine Dokumentation des Schulsonderturnens. Diss. Köln 1976

SHINE, J.B.: Incidence of Hallux Valgus in a partially shoe-wearing community. British Medical Journal (1965) 11, 1648ff.

SPALTEHOLZ, W./SPANNER, R.: Handatlas der Anatomie des Menschen. Erster Teil: Bewegungsapparat. Scheltema & Holkema. N.V. Amsterdam 1959[16]

STREICHER, M.: Einige Fragen zu der Frage der Orthopädie und Leibesübungen. In: GAULHOFER/STREICHER: Natürliches Turnen. Bd. 1. Jugend und Volk. Wien 1950

STREICHER, M.: Der gesunde Fuß (April 1951). In: Natürliches Turnen. Jugend und Volk. Wien 1959
STREICHER, M.: ‚Cultural lag' im Bereich der Leibeserziehung. Eine Betrachtung über einen vestimentären Schaden. Juni 1955. In: Natürliches Turnen. Jugend und Volk. Wien 1959
STROHMEYER, H.: Barfußturnen ja oder nein. In: Leibesübungen – Leibeserziehung (1969) 4, 5ff.
THOMSEN, W.: Kampf der Fußschwäche. Lehmann. Berlin 1939 (1. Aufl.)
THOMSEN, W.: Aufgaben der Schule im Kampf gegen die Haltungsfehler. Aus: Die pädagogische Provinz. Hirschgrabenverlag. Frankfurt/M. 1948, Heft 3
THOMSEN, W. (Hrsg.): Petrus CAMPERS Abhandlung über die beste Form der Schuhe. Barth. Leipzig 1949[2]
THOMSEN, W.: Spezielle orthopädische Fragen mit besonderer Berücksichtigung des Sportschuhes. In: Sportärztliche Praxis (1961) 1
THOMSEN, W.: Schreibende Füße. Haug. Heidelberg 1972
THOMSEN, W.: Pflege Deine Füße. Thieme. Stuttgart 1972[3] (1. Aufl. 1951: „Gesunde Füße – Gesunder Mensch")
THOMSEN, W.: Die Fuß-Fibel. Hrsg. Deutsche Gesellschaft zur Förderung der Fußgesundheit. München 1953
THOMSEN, W.: Ein neues bewegungsmechanisches Modell zur Demonstration der Fußbewegungen. In: Der Orthopädie-Schuhmachermeister. 3, 1953, 43ff.
THOMSEN, W.: Grundsätzliches zur operativen und konservativen Behandlung des Hallux valgus. Sonderdruck aus „Zeitschrift für Orthopädie und ihre Grenzgebiete 8. Bd. 1. Heft 1950. Hrsg.: LANGE, M. Enke. Stuttgart 1950
THOMSEN, W.: 24. Studien zur Erforschung der dynamischen Kräfte beim Gang des Normalen und des Amputierten. Hrsg.: LANGE, M.: Sonderdruck aus „Zeitschrift für Orthopädie und ihre Grenzgebiete". 82. Bd. 2. Heft Enke. Stuttgart 1952
THOMSEN, W.: Fußbekleidung aus der Sicht des Orthopäden. In: Bekleidungsmedizin. 6, 1964, 4. Jahrg., 4ff.
TIMM, H.: Längenmessungen an gesunden Kinderfüßen. In: Zeitschrift für Orthopädie 84, 1953, 644ff.
TÖNDURY, G.: Lehrbuch und Atlas der Anatomie des Menschen (RAUBER/KOPSCH) Bd. 1: Bewegungsapparat. Thieme. Stuttgart 1968[20]

UNTEREINER, J.: Der Normalfuß ist ein Knickfuß. In: Zeitschrift für Orthopädie 96 (1962) 388ff. Beilageheft
WIEMANN, K.: Die Ontogenese des aufrechten Ganges – ein Lern- oder Reifungsprozeß. In: Die Leibeserziehung 19, 1970, 45ff.
WUNDERLICH, H.: Fußuntersuchungen an Wettkämpfen der XI. Olympischen Spiele und an deutschen Sportleuten. Barth. Leipzig 1937.

Nachweis der Bilder

Abb.: 5, 6, 7, 8, 22, 23, 24
aus: THOMSEN, W.: Schreibende Füße, Haug-Verlag, Heidelberg 1972
Abb. 20, 21
aus: THOMSEN, W.: Kampf der Fußschwäche, J. F. Lehmanns Verlag, München/Berlin 1942[2]
Abb.: 9, 14, 17
aus: MAIER, E.: Der Fuß. Anatomie in Form und Funkton, Reifung und Entwicklung, Gustav Hoffmann Verlag, Kleve 1977
Abb.: 10, 11, 12, 19, 25, 26, 27
aus: BENNINGHOFF, A.: Lehrbuch der Anatomie des Menschen, Bd. 1: Allgemeine Anatomie und Bewegungsapparat. Urban & Schwarzenberg, München/Berlin 1954
Abb. 15, 16
aus: SPALTENHOLZ, W., SPANNER, R.: Handatlas der Anatomie des Menschen, Bd. 1: Bewegungsapparat, Scheltema & Holkema, Amsterdam 1959[16]
Abb.: 18
aus: RAUBER/KOPSCH: Lehrbuch der Anatomie des Menschen, Bd. 1: TÖNDURY, G.: Bewegungsapparat, Georg-Thieme-Verlag, Stuttgart 1968[20]
Abb.: 53
AUS: DIEM, Liselott (Hrsg): Kindersport-Fibel, Limpert, Frankfurt 1971
Abb. 79
aus: INGHAM, E. D.: Geschichten, die die Füße erzählen können. Schritte zur besseren Gesundheit, Rochester, USA 1966[2]
Abb. 80
aus: CARTER, M.: Helping yourself with Foot Reflexology, West Nyack, N. Y., USA 1973
Abb. 81
aus: Petrus CAMPERS Abhandlung über die beste Form der Schuhe (1791). Neu herausgegeben von Wilhelm Thomsen, Leipzig 1939
Abb.: 1, 2, 3, 4, 13, 29, 30, 31, 32, 33, 34, 35, 36, 37, 38, 39, 40, 41, 42, 43, 44, 45, 46, 47, 48, 49, 50, 51, 52, 54, 55, 56, 57, 58, 59, 60, 61, 62, 63, 64, 65, 66, 67, 68, 69, 70, 71, 72, 73, 74, 75, 76, 77, 78, 82
aus BILDARCHIV VEREIN FÜR UNTERRICHTSFORSCHUNG und L. DIEM
Abb. 83, 84, 88, 89, 90, 91
aus: Deutsches Ledermuseum Offenbach/Main, Christel Knetsch
Abb. 85, 86, 87
aus: HELFRICH-DÖRNER, A.: Aus Liebe zu schönen Schuhen, Haus und Heim Verlag u. Schultheis, Hamburg 1961
Abb. 28
aus GAULHOFER, K.: Die Fußhaltung. Ein Beitrag zur Stilgeschichte der menschlichen Bewegung. Rudolph, Kassel 1931

Anmerkungen

1 Zuerst unter dem Titel „Gesunde Füße, gesunder Mensch" erschienen
2 Heidelberg 1972
3 Sie ist kostenlos anzufordern bei der Firma Gustav Hoffmann GmbH, Kleve/Niederrhein
4 Dieses Zitat und alle folgenden aus: Erne MAIER: Der Fuß, Gustav Hoffmann GmbH, Kleve, 1977
5 „Das Schwimmverhalten des Menschen im 1. und 2. Lebensjahr", Institut für den wissenschaftlichen Film, Göttingen 1972
6 in: DIEM, L.: Aktiv bleiben – Lebenstechnik ab 40. DVA, Stuttgart 1974
7 BROWN, Christian: Mein linker Fuß. Scherz. Bern–München–Wien 1971
8 THOMSEN, W.: Schreibende Füße. Haug. Heidelberg 1972
9 STOBOY, H.: Neuromuskuläre Funktion und körperliche Leistung. In: Zentrale Themen der Sportmedizin. Springer-Verlag, Berlin, Heidelberg, New York 1977^2
10 GAUER, O. H./KRAMER, K./JUNG, R.: Physiologie des Menschen, Bd. 12, Hören, Stimme, Gleichgewicht, München–Berlin–Wien 1972
11 s.a. DIEM, L./SCHOLTZMETHNER, R.: Schulsonderturnen, Limpert, Bad Homburg, v.d.H. 1977^2
12 s.a. DIEM, L./SCHOLTZMETHNER, R.: a.a.O.
13 s.a. DIEM, L./SCHOLTZMETHNER, R.: a.a.O.
14 DORDEL, Sigrid: Das Auswahlverfahren im Schulsonderturnen, in: Lehrhilfen für den Sportunterricht. Schorndorf, 12. 1977
15 MAIER, Erne: Fragen zum Kinderfuß und Kinderschuh. In: Unsere Jugend, 1974
16 „Das Schwimmverhalten des Menschen im 1. und 2. Lebensjahr", a.a.O.
17 s.a. „Wahrnehmungstraining durch Bewegungsspiele in den ersten drei Lebensjahren". Institut für Film und Bild in Wissenschaft und Unterricht. München 1979
18 INGHAM, E. D.: Geschichten, die die Füße erzählen können. Rochester N.Y. 14618 USA 1938/1966
19 CARTER, M.: Helping yourself with Foot Reflexology. West Nyak, N.Y. 1969
20 INGHAM, E. D.: a.a.O.
21 THOMSEN, W.: Pflege deine Füße. Thieme Verlag. Stuttgart 1973^3, 122f.
22 LIEB, Anton: Unter dem Pantoffel der Mode. Schuhgeschichtliche Betrachtung eines Arztes. Privatdruck 1951
23 HELFRICH-DÖRMER, A.: Alte Liebe zu schönen Schuhen. Haus und Heim Verlag. Hamburg 1961
24 GAULHOFER, K.: Die Fußhaltung. Ein Beitrag zur Stilgeschichte der menschlichen Bewegung. Rudolph, Kassel 1931.
25 Aus: Petrus CAMPERS Abhandlung über die beste Form der Schuhe (1791). Neu herausgegeben von THOMSEN, W. Leipzig 1939
26 Das Register der WMS-Schuhhäuser in der Bundesrepublik Deutschland ist kostenlos erhältlich beim Deutschen Schuh-Institut, Steinlestr. 6, 6000 Frankfurt/M.
27 GLOOR, W.: Der Fuß ist die Basis. In: Spiridon 1976/5.